Philippa Lenormand

Art thérapie et Maltraitance chez l'enfant

Philippa Lenormand

Art thérapie et Maltraitance chez l'enfant

Un atelier d'Art thérapie à dominante chant dans un village d'enfants SOS Etude de cas à l'appui

Presses Académiques Francophones

Impressum / Mentions légales

Bibliografische Information der Deutschen Nationalbibliothek: Die Deutsche Nationalbibliothek verzeichnet diese Publikation in der Deutschen Nationalbibliografie; detaillierte bibliografische Daten sind im Internet über http://dnb.d-nb.de abrufbar.
Alle in diesem Buch genannten Marken und Produktnamen unterliegen warenzeichen-, marken- oder patentrechtlichem Schutz bzw. sind Warenzeichen oder eingetragene Warenzeichen der jeweiligen Inhaber. Die Wiedergabe von Marken, Produktnamen, Gebrauchsnamen, Handelsnamen, Warenbezeichnungen u.s.w. in diesem Werk berechtigt auch ohne besondere Kennzeichnung nicht zu der Annahme, dass solche Namen im Sinne der Warenzeichen- und Markenschutzgesetzgebung als frei zu betrachten wären und daher von jedermann benutzt werden dürften.

Information bibliographique publiée par la Deutsche Nationalbibliothek: La Deutsche Nationalbibliothek inscrit cette publication à la Deutsche Nationalbibliografie; des données bibliographiques détaillées sont disponibles sur internet à l'adresse http://dnb.d-nb.de.
Toutes marques et noms de produits mentionnés dans ce livre demeurent sous la protection des marques, des marques déposées et des brevets, et sont des marques ou des marques déposées de leurs détenteurs respectifs. L'utilisation des marques, noms de produits, noms communs, noms commerciaux, descriptions de produits, etc, même sans qu'ils soient mentionnés de façon particulière dans ce livre ne signifie en aucune façon que ces noms peuvent être utilisés sans restriction à l'égard de la législation pour la protection des marques et des marques déposées et pourraient donc être utilisés par quiconque.

Coverbild / Photo de couverture: www.ingimage.com

Verlag / Editeur:
Presses Académiques Francophones
ist ein Imprint der / est une marque déposée de
OmniScriptum GmbH & Co. KG
Heinrich-Böcking-Str. 6-8, 66121 Saarbrücken, Deutschland / Allemagne
Email: info@presses-academiques.com

Herstellung: siehe letzte Seite /
Impression: voir la dernière page
ISBN: 978-3-8416-2533-5

INTRODUCTION

Les aléas de la vie entraînant, parfois, de grands changements dans notre existence qui nous semblait pourtant, bien construite et ayant un sens, peuvent s'avérer, par la suite, bénéfiques à notre épanouissement personnel dans la recherche d'une certaine qualité de vie.

Je suis Artiste Lyrique et dans le métier depuis 18 ans et, en parallèle, je donne des cours de chant, de piano et j'anime des chorales d'enfants et d'adultes. Il y a environ 4 ans, des bouleversements dans ma vie m'amenèrent à certaines souffrances personnelles. Suite à cette situation et à une remise en question sur le sens réel que je souhaitais donner à ma vie, je décidais de quelques changements dans l'optique de retrouver une certaine qualité de vie. L'idée me vint d'orienter ma vie professionnelle différemment, en décidant, à présent, de mettre mon art au service des autres dans une notion d'accompagnement, de soulagement (permettre aux personnes qui souffrent d'accéder à un mieux être).

En effet, j'ai pris conscience que, durant plusieurs années, mon métier en tant qu'Artiste Lyrique et mes différentes prestations scéniques, me permettaient d'accéder à un « autre monde » où le plaisir, d'être et de faire, contribuait, notamment, à me faire oublier, durant un temps donné, ma vie quotidienne et ses aléas. A travers mes différents apprentissages dans la technique vocale et mon expérience professionnelle, j'ai pu constater les bienfaits de l'art mais, comme nous le savons, l'art en soi ne guérit pas. Ceci dit, on constate que, bien que la pratique du chant lyrique nécessite l'acquisition d'une bonne technique respiratoire, contribuant, sur le moment, à une sensation de bien être corporelle du fait de la libération, de toutes tensions ou blocages existants, ceci n'est pas dans une recherche thérapeutique.

1

J'ai fait la connaissance d'une personne, étudiante en formation d'art-thérapie à la faculté de Médecine de Tours. Elle m'expliqua que l'art-thérapeute, grâce à sa méthode et ses outils spécifiques, exploite le potentiel artistique de la personne dans une visée thérapeutique et humanitaire. L'art-thérapie a l'originalité d'utiliser les pouvoirs expressifs et relationnels de l'art dans un processus de soin auprès de personnes souffrant de troubles de l'expression, de la communication et de la relation. Cette formation m'a paru pertinente et adaptée, du fait de mes acquis et de mon expérience professionnelle, à la nouvelle orientation professionnelle que je m'étais fixée.

Un an après ma rencontre, j'ai commencé la formation d'art-thérapie à Tours que j'ai poursuivie la deuxième année à la faculté de médecine et de pharmacie de Poitiers dans le cadre du D.U d'art-thérapie. Cette formation a su m'apporter un sens de l'observation clinique, une rigueur scientifique, une méthode et des outils spécifiques indispensables à la pratique de l'art-thérapie.
Durant cette première année de formation, j'ai effectué mon stage d'observation au village d'enfants SOS de Châteaudun, afin de mieux cerner la problématique de ces jeunes enfants en souffrance. A la demande du Directeur et en vue de mon parcours professionnel, j'ai accepté de monter en parallèle un atelier choral avec deux groupes d'enfants. La relation établie dans cet atelier et le fait de résider sur place lors de mon stage d'observation m'ont permis une observation plus fine et approfondie, concernant ces enfants en difficultés, quand aux répercussions, de la maltraitance et de ses différentes carences, sur leur comportement.

Au cours de ma deuxième année de formation, j'ai souhaité effectuer mon stage pratique dans ce même village d'enfants SOS, dans la continuité de ma première intervention (stage d'observation). Le directeur et l'ensemble de l'équipe pluridisciplinaire acceptèrent et me demandèrent si, en parallèle, je n'accepterais pas de monter un appel à projet culturel dans le cadre du projet éducatif du village d'enfants SOS, suite aux répercussions positives lors de ma précédente intervention avec l'atelier choral. J'acceptais et ce projet fut retenu et financé par la Fondation de France.

Ce mémoire relate une expérience d'art-thérapie, a dominante chant, mettant en jeu la voix et le corps, au sein du village d'enfant SOS de Châteaudun. Ces enfants présentent des troubles du comportement, dûs aux différentes répercussions de la maltraitance et de ses carences, telles que : l'inhibition, des problèmes psychomoteurs, une altération de l'image du corps, une perte de confiance en soi, une dévalorisation narcissique...Toutes ces manifestations contribuent à des difficultés dans les domaines de l'expression, de la communication et de la relation, pénalisant le développement et l'épanouissement de l'enfant.

La première partie de ce mémoire expose la complexité et la pluralité des situations de maltraitance vécue par l'enfant, ainsi que ses différentes répercussions psychologiques et/ou physiques pouvant avoir des conséquences graves sur le développement et l'épanouissement de l'enfant. Seront développées d'une façon plus pertinente les notions de l'altération de l'image du corps et de la blessure narcissique, comme effets reconnus de la maltraitance et des différentes carences sur l'enfant. Par la suite, j'expliquerai comment le chant, en tant qu'activité privilégiée d'expression, peut contribuer au développement et à l'épanouissement de l'enfant. Puis, comment l'art-thérapie, a dominante chant, mettant en jeu la voix et le corps, peut aider à réduire les troubles de l'image du corps et participe à la restauration narcissique chez l'enfant maltraité.

La deuxième partie relate mon expérience pratique auprès de trois jeunes enfants, du village d'enfants SOS de Châteaudun, confrontés à la problématique théorique de la première partie de ce mémoire. Suivra une étude de cas permettant d'illustrer mes propos.

Dans la troisième partie de ce mémoire, la discussion porte sur l'hypothèse de la mise en place d'un atelier d'expression à visée thérapeutique, conjointement à la mise en place d'un atelier d'expression à visée éducative, dans la perspective d'un mieux être pour l'enfant. Nous tenterons de démontrer que la mis en place de ces deux ateliers d'expression, de par leurs différences, conjuguent leur complémentarité dans le projet individualisé de l'enfant établi par l'institution, dans la perspective du développement et de l'épanouissement de celui ci.

LA PRATIQUE DE L'ART-THERAPIE A DOMINANTE CHANT, METTANT EN JEU LA VOIX ET LE CORPS, PEUT PERMETTRE AUX ENFANTS AYANT SUBI DES MALTRAITANCES PSYCHOLOGIQUES ET/OU PHYSIQUES, DE TENDRE VERS UN MIEUX ETRE ET DE SE REVALORISER

A. SUITE AUX DIFFERENTS TRAUMATISMES* PSYCHOLOGIQUES ET/OU PHYSIQUES SUBIS, LES ENFANTS MALTRAITES SOUFFRENT D'UNE ALTERATION DE L'IMAGE DU CORPS ET D'UNE BLESSURE NARCISSIQUE

1) **Les situations de maltraitance vécues par l'enfant sont complexes, plurielles et nécessitent parfois une prise en charge de l'Aide Sociale à l'Enfance**

« Les Enfant en Danger » regroupent l'ensemble des enfants maltraités et des enfants en risque.

Dans ce mémoire nous nous intéresserons exclusivement aux enfants maltraités en abordant le problème de la Maltraitance, ses différents aspects et ses répercussions physiques et/ ou psychologiques sur les enfants.

1.1 Les principales caractéristiques de la maltraitance

1-1-1 Les définitions de la maltraitance

« Tout enfant doit grandir dans un climat de bonheur, d'amour et de compréhension » nous dit le préambule de la convention de Nations Unies de 1990 relative aux droits de l'enfant.

« L'enfant maltraité est celui qui est victime de la part de ses parents ou d'adultes ayant   autorité sur lui, de violences physiques, de sévices psychologiques, de négligences (ou d'absence de soins) ou sévices* sexuels pouvant avoir des conséquences   graves   sur   son   développement   physique   ou psychologique. »R.STRAUSS

« L'enfant maltraité est celui qui est victime de violences physiques, cruauté mentale, abus* sexuels, négligences lourdes ayant des conséquences graves sur son développement physique et psychologique. »O.D.A.S (Observatoire National de l'Action Sociale Décentralisé).

Enfants maltraités selon le type de mauvais traitement

(France métropolitaine)

Source ODAS (2006)

Statistiques montrant l'évolution de la maltraitance de 2001 à 2005.

Types de mauvais traitements	2001	2002	2003	2004	2005
Violences physiques	5800	5600	5600	6600	6400
Abus sexuels	5900	5900	5200	5500	4700
Négligences lourdes et violences psychologiques	6300	7000	7200	6900	8900
Total des enfants maltraités	**18000**	**18500**	**18000**	**19000**	**20000**

1.1.2 Les différents types de maltraitance

- **Les carences affectives**

Elles sont caractérisées par l'existence dans les trois premières années d'une carence de soins engendrant au plan affectif et relationnel un manque quantitatif, une insuffisance d'interaction entre l'enfant et sa mère.

La carence peut être intra-familiale ou extra-familiale, liée soit à un défaut de stimulation et d'apports affectifs de la mère ou de ses substituts, soit à l'absence ou à la défaillance d'un personnage maternel, soit encore à des expériences de séparations précoces et répétées de l'enfant et de la figure maternelle.

A partir de trois ans, l'absence ou la défaillance des échanges affectifs et relationnels entre l'enfant et son entourage caractérisent les carences affectives ultérieures.

- Les carences socio-éducatives

Elles sont caractérisées par la pauvreté globale des apports sociaux, éducatifs, culturels de l'entourage, la défaillance des modèles, les défauts de l'encadrement, l'absence de projet.

- La violence physique

Elle est aisément diagnostiquée par un examen du corps : Elle entraîne des lésions traumatiques qui sont extrêmement variables par leur localisation, leur intensité, leur gravité.

En lien avec ce type de maltraitance, on évoque une violence passive lorsque le parent ne bat pas l'enfant mais qu'il ne le protège pas de la brutalité de l'autre parent. Il est alors associé aux abus. La maltraitance physique recouvre aussi des méthodes éducatives telles : longues stations debout, morsures, scotch sur la bouche…

- La négligence lourde

Elle se caractérise par des situations d'abandon telles que l'absence de soins et de stimulation. Elle peut être délibérée mais elle est souvent liée à des perturbations dépressives ou mélancoliques des parents.

Sous une forme plus discrète, les négligences sont présentes dans toutes les formes de maltraitances dans la mesure où la fragilité de l'enfant, ses besoins, son stade d'évolution, ne sont pas reconnus.

- **La cruauté mentale** (ou mauvais traitements psychologiques)

Elle est une exposition répétée d'un enfant à des situations dont l'impact émotionnel dépasse ses capacités psychologiques :humiliations verbales ou non verbales, menaces verbales répétées, marginalisation, dévalorisation systématique, exigences excessives ou disproportionnées à l'age de l'enfant, consignes et injonctions éducatives contradictoires ou impossibles à respecter. Il s'agit du type de maltraitance le plus difficile à repérer car elle n'est pas souvent exposée au vu et au su de tout le monde.

- **L'abus* sexuel**

Il allie la maltraitance physique et la violence psychologique. L'adulte exerce par la violence ou la séduction une emprise sur l'enfant, à la fois sur son corps, dont il le dépossède en se l'appropriant comme objet de plaisir, et sur son esprit, en trahissant les besoins de tendresse et de confiance de l'enfant, indispensables à son évolution.

Différentes sortes d'abus sexuels existent :

- L'enfant victime d'*'inceste** : c'est dans un contexte de séduction et de contrainte que   l'enfant est agressé. L'inceste peut être un acte isolé (rapport sexuel ou tentative) mais, le plus souvent, il s'agit d'un mode de relation inadéquate et érotisé qui s'établit très précocement entre l'abuseur et l'enfant et aboutit à des relations sexuelles à la prépuberté. C'est vers 8 à 10 ans que les enfants sont le souvent victime d'un inceste. Mais, de la petite enfance à l'adolescence, des enfants de tous les âges sont susceptibles d'être agressés.

- Enfants victimes d'***abus sexuels extérieurs à la famille*** : les plus fréquents sont commis par des familiers : amis, éducateurs, enseignants, voisins, gardiennes en qui l'enfant a confiance et qui ont autorité sur lui. L'adulte use de son ascendant ou des liens affectifs qu'il a établis avec l'enfant pour abuser de lui.

- ***Les viols ou les agressions physiques*** ont un autre caractère. Le plus souvent il s'agit d'un acte ponctuel non prévisible par l'enfant, qui peut survenir dans toutes les familles.

1.2 Les problématiques familiales liées à la maltraitance

1.2.1 Les différents facteurs familiaux

Les violences conjugales mettent gravement en péril la stabilité familiale et peuvent être la conséquence de certaines formes de maltraitance.

Les relations conjugales instables ou concubinages successifs avec enfants de plusieurs lits peuvent entraîner diverses formes de maltraitance (violences physiques, cruauté mentale, abus sexuels, …).

Le cas de maltraitance intra-familiale et extra-familiale recouvre les agressions qui sont le plus souvent le fait d'hommes membres de la famille proche ou le fait d'adultes entourant l'enfant.

Les parents mineurs qui ne sont pas encore aptes à élever seuls leur enfant.

1.2.2 Les autres facteurs individuels

Les familles les plus défavorisées sur le plan culturel et socio économique s'exposent plus facilement, du fait de leur vulnérabilité, à des manifestations d'abandonisme ou de violence.

Les parents qui souffrent de troubles mentaux : les adultes psychotiques notamment peuvent générer de gros troubles de la personnalité chez leurs enfants.

Les parents qui sont déficients mentaux : ils éprouvent des difficultés d'organisation et d'autonomie pour élever leurs enfants dans des conditions suffisantes. De plus, cela peut avoir des conséquences néfastes pour des enfants ayant de réelles compétences intellectuelles non exploitées.

L'alcoolisme tient une place importante parmi les causes de sévices physiques envers de jeunes enfants, en provoquant des accès de violence incontrôlée. L'éthylisme chronique peut entraîner la négligence grave des enfants (carence affective, situations d'abandon,…).

La toxicomanie peut être à l'origine d'une perception délirante de l'enfant, conduisant à des actes impulsifs avec amnésie secondaire.

1-3 La prise en charge institutionnelle

Le système de protection de l'enfance est organisé en deux secteurs, la protection administrative et la protection judiciaire.

1.3.1 La protection administrative

La protection administrative est assurée par les services des Conseils Généraux (service de protection maternelle et infantile (PMI), aide sociale à l'enfance (ASE), autres services sociaux) chaque fois que la famille accepte une mesure ou une aide, et que le danger n'est pas immédiat ni vital. Les mesures d'aide peuvent aussi être assurées par les associations habilitées pour exercer des aides éducatives en milieu ouvert (AEMO).

1.3.2 La protection judiciaire

La protection judiciaire est assurée par le juge des enfants et le service de protection judiciaire de la Jeunesse chaque fois que la famille n'accepte pas l'aide proposée ou que le danger est grave ou vital, ou qu'il s'agit d'abus sexuels (délits ou crimes).

A distinguer cette protection civile (juge pour enfants), de la procédure pénale qui peut être engagée par le procureur, en même temps, lorsque la gravité des faits mérite d'être pénalisée.

1.3.3 Les différents lieux d'accueil des enfants maltraités

Les enfants qui ont subi des actes de maltraitance graves peuvent être conduits sur ordre du juge à sortir pour un temps donné du cadre familial. Pour accueillir ces enfants et les aider dans leur reconstruction identitaire, plusieurs structures existent telles que les familles d'accueil, les maisons d'enfants à caractère social (MECS), les établissements spécialisés, les villages d'enfants SOS.

2) La maltraitance sur de jeunes enfants peut avoir des conséquences graves sur son rapport au corps et sur son épanouissement personnel

2.1 L'image du corps chez les enfants

2.1.1 L'image du corps de l'enfant se construit dès sa plus jeune enfance

Définitions de l'image du corps

Plusieurs définitions de l'image du corps existent, nous citerons celles qui ont retenues notre attention et qui semblent le plus adapter à notre sujet.

« *c'est l'image de notre propre corps que nous formons dans notre esprit, la façon dont notre corps nous apparaît à nous même. L'image du corps est chargée d'affectivité et elle se construit à partir de souvenirs, des émotions, de l'investissement des parents et des proches* ». (Paul Schilder, psychiatre)

« *l'image du corps est la représentation psychique de notre corps, provenant de la maturation de l'individu et de l'ensemble de son activité mentale* ».(C.Allard)

« *l'image du corps est le reflet des investissements libidinaux du sujet sur son corps et comme le reflet de tout ce qu'il a vécu dans ses relations à son entourage, dans ce qu'il a ressenti* ».(F.Dolto,)

L'image du corps est donc par conséquent, propre à chacun : elle est liée au sujet et à son histoire.

La construction de l'image du corps est complexe

Selon les théories psychanalytiques, l'image du corps est liée à l'inconscient, c'est-à-dire qu'elle dépasse le simple champ de la connaissance. Elle se définit par l'image inconsciente que l'enfant a de lui-même, ce qu'il pense de lui-même et ce qu'il croit que les autres pensent de lui. Elle se construit à force d'expériences agréables ou douloureuses, au travers du regard des autres. Elle est de plus liée à l'imaginaire.

Ceci dit, l'image du corps est aussi pour l'enfant le reflet de son *investissement libidinal* des différentes parties de celui-ci, lequel investissement est étroitement lié aux relations qu'il a eues avec son entourage, sa *mère* notamment.

La relation à la mère est fondamentale dans cette construction

L'image corporelle dans un développement normal est utilisée comme représentation affective que l'enfant a de son corps. La prise de conscience de son propre corps évolue conjointement avec les stades du développement forgeant ainsi son identité.

La mise en mouvement du corps de l'enfant réalise un véritable dialogue tonique avec la mère.

La connaissance du corps est intimement liée au langage qui accompagne l'ensemble des expériences de l'enfant dès sa plus jeune enfance. Par le langage, des ébauches de significations se joignent aux sensations pour y trouver un sens et le plaisir de l'échange. Les mots de la mère viennent confirmer ce que l'enfant perçoit, affirmer ce qu'il connaît déjà et lui permet d'exprimer ce qu'il vit : elle dénomme le corps et ses expériences.

L'image du corps unifié est à la base de la relation à autrui

Il faut qu'il y est relation pour que l'image du corps puisse se construire.

Les psychanalystes ont montré que s'il n'y a pas une qualité d'accompagnement et de relation, le corps ne se construit pas, même si on répond aux besoins primaires de soin et de nourriture. Il ne se construit pas s'il n'y a pas de relation qui l'humanise tant sur le plan du schéma corporel que de l'image du corps.

La relation à l'autre se fait par le biais de l'image du corps d'autrui à travers laquelle on cherche à s'identifier et qui, en même temps, nous aliène. Les deux réalités du corps et du psychisme sont profondément articulées dans le processus du développement de l'enfant.

L'image du corps est liée au processus d'individualisation et de socialisation, de la construction de l'identité.

Le stade du miroir permet à l'enfant de prendre conscience de son corps, d'un corps ferme, délimité par la peau. Concernant ce corps « enveloppe » Didier ANZIEU, grand psychanalyste français, de par ses recherches fait état de la notion de Moi-peau qu'il définit comme « une figuration dont le Moi de l'enfant se sert au cours des phases précoces de son développement pour se représenter lui-même, comme Moi contenant les contenus psychiques, à partir de son expérience de la surface du corps ».

Ce corps « enveloppe » est fondamental dans la mesure où il est vécu, intégré comme pouvant contenir les sensations, garder ou expulser, être en échange avec l'extérieur. Il permet d'établir une première séparation entre l'interne et l'externe, le moi et l'objet, le dedans et le dehors et est à la base des relations à autrui.

13

« Edifiée dans le rapport langagier à autrui, l'image du corps constitue le moyen, le pont de la communication interhumaine »[1].

Le schéma corporel s'articule et participe à la construction de l'image du corps

Le schéma corporel résulte de la synthèse des impressions visuelles, tactiles, kinesthésiques vestibulaires de nos expériences passées et actuelles. Il est l'ensemble des sensations et perceptions émanant du corps ou bien reçu par le corps, qui permet à l'enfant de former une représentation consciente de son corps. L'intégration du schéma corporel, c'est-à-dire la connaissance de son corps et de son fonctionnement, permet de mettre en œuvre les actes de coordination motrice. Son développement se fait, semble-t-il, parallèlement au développement sensorimoteur. Il n'est donc pas inné, et il se structure en suivant la maturation neurologique de l'enfant. Son organisation suppose donc l'intégrité du système nerveux, sa maturation régulièrement progressive, un développement psychologique harmonieux et simultanément une bonne adaptation à l'environnement. La représentation consciente du corps est alors vécue comme entière, unifiée et différenciée d'autrui.

Les fonctions de l'image du corps

L'enfant vit avec une image du corps qui lui donne accès :

D'une part à une FORME qu'il reconnaît comme sienne, bien délimitée dans l'espace et composée de l'unité vivante de ses différentes parties,

D'autre part à un CONTENU, c'est-à-dire à un sens, lui permettant d'habiter son corps comme un univers cohérent et familier et non comme un chaos de sensations étrangères et hostiles.

Mais un troisième axe est sans doute essentiel pour inscrire son corps à l'intérieur d'un univers familier : le SAVOIR, l'accès à la représentation, à la théorie du corps

---

[1] Françoise DOLTO, « l'image inconsciente du corps », édition du Seuil, 1984, p 41

qui s'articule dans le collectif, lui assignant sa position particulière au sein du symbolisme général de la société.

2.1.2 Les enfants de 7 à 12 ans sont dans une période appelée la grande enfance ou la
période de latence

Après l'âge de l'OEdipe (de 4 à 6 ans), l'enfant entre dans la phase de latence, et la relation à son corps change, il commence la période de narcissisme secondaire. Délivré des désirs oedipiens, l'enfant développe ses intérêts intellectuels et ses relations affectives en se tournant vers les autres, l'école, les éducateurs[2]. L'enfant sait faire taire ses désirs et les différencier de ses actes. Il apprend à agir en propre dans la société et prend des responsabilités. Il apprend à se comporter en société, à différencier de mieux en mieux le réel de l'imaginaire et devient « raisonnable ». Le développement de ses moyens intellectuels lui permet de comprendre le monde qui l'entoure en découvrant de nouvelles formes de plaisir à travers le jeu avec ses pairs, qui ne concernent plus directement les plaisirs du corps, mais des activités plus intellectualisées, mieux construites. Il s'initie à la connaissance tout en se préservant un espace de représentation qu'est le jeu.

2.2 Les effets de la maltraitance et des différentes carences sur l'enfant

La maltraitance a des effets immédiats sur l'enfant mais aussi des effets à long terme se manifestant parfois jusque dans sa vie d'adulte.
A traumatisme « équivalent » chaque enfant ne réagit pas de la même façon.

2.2.1 Les traumatismes* et symptômes liés à la maltraitance

---

[2] Hervé BENONY, « le développement de l'enfant et ses psychopathologies », édition Nathan université, p38

15

Les traumatismes et symptômes liés à la maltraitance sont divers et occasionnent différents troubles tels que : troubles de l'état général, symptômes physiques et lésions traumatiques, troubles psychomoteurs, troubles du langage oral et écrit, troubles somatiques et des troubles du comportement et de la personnalité de l'enfant.

Troubles de l'état général tels que, la saleté, retard staturo-pondéral, hypotrophie, dénutrition, anémie, prurit.

Symptômes physiques et lésions traumatiques, ecchymoses, plaies, brûlures, traumatismes crâniens, alopécie, nausées, vomissements, douleurs et tensions diverses (abdominale, musculaire, respiratoire).

Troubles et retards psychomoteurs, retard dans les acquisitions motrices (exemple, la marche), troubles gestuels, de coordination, d'équilibre, de latéralisation, hypotonie ou hypertonie (excitation psychomotrice), défaillance du schéma corporel se rattachant aux différentes sensations visuelles, tactiles et kinesthésiques, tics.

Troubles du langage écrit et oral, l'articulation, la parole, le bégaiement, le mutisme, la dysphasie, la dyslexie.

Troubles somatiques, troubles du sommeil (insomnies, réveils nocturnes dans l'angoisse, cauchemars traumatiques), anorexie mentale, boulimie, énurésie, encoprésie, maladie de peau (eczéma), asthme, mal au ventre

.

Troubles psychiatriques dans certaine forme de maltraitance grave ou d'abus sexuels qui sont maintenant bien répertoriés par les psychiatres exemples : troubles dissociatifs, états de stress Post-Traumatique, troubles somatoformes, certaines formes graves des troubles du comportement et de la personnalité.

Troubles du comportement et de la personnalité entraînent des difficultés d'expression, de communication et de la relation. Ces différents troubles se manifestent essentiellement, dans la gestion de l'agressivité et l'établissement des liens affectifs tels que : une attitude d'inhibition, de retrait ou d'instabilité, excitation avec agressivité, négligence de dangers, comportement auto-agressif (automutilation, onychophagie), une intolérance aux frustrations, un défis d'adaptation à l'environnement scolaire, une attitude craintive, apeurée ou terrorisée, un comportement apathique, une défaillance de la relation de confiance en l'adulte (problème d'insécurité de l'enfant avec la ou les personnes qui en prennent soin).

Les traumatismes dans les abus sexuels ont de graves conséquences et se traduisent le plus souvent notamment par : une angoisse de la mort, fugues, tentatives de suicides, graves accidents, comportements phobiques, troubles du sommeil (cauchemars), dépression, addictions (alcool, drogues) un grand sentiment de honte et de culpabilité et atteinte de l'image du corps ressenti comme « cassé », « sali ».

L'ensemble de ces traumatismes et symptômes, physiques et/ou psychologiques, engendre une altération de l'image du corps chez l'enfant maltraité et contribuent à une blessure narcissique.

2.2.2 L'altération de l'image du corps

Un enfant peut, sans avoir d'anomalies neuromusculaires ou neurovégétatives, s'être trouvé dans l'impossibilité de structurer sa première image du corps et même de soutenir son narcissisme* fondamental. Il suffit qu'il ait subi des ruptures dommageables du lien précoce avec sa mère, soit au cours de la vie fœtale symbiotique, soit au cours de sa vie de nourrisson, dans cette période où l'équilibre de la dyade mère-enfant est essentielle à son devenir humain[3].

---

[3] Françoise DOLTO, « l'image inconsciente du corps », édition du Seuil, p209

Le corps de l'enfant maltraité n'ayant pas été investi par la mère, est devenu lieu de frustration, de manque et de perte de relation interpersonnelle. De plus l'angoisse de séparation renvoie à la peur de perdre l'objet aimé, la mère, qui assure d'abord à l'enfant sa survie et la cohésion de son moi. Les somatisations sont donc fréquentes et c'est à travers le corps que la souffrance psychique peut s'exprimer, à défaut de pouvoir se dire.

Une mauvaise intégration et une défaillance du schéma corporel peuvent entraîner un rapport au corps perturbé

Lorsque l'enfant vit des choses trop difficiles dans son corps, il prend l'habitude de s'en échapper et de se réfugier dans sa tête (réflexe de survie). Ce mécanisme le conduit à avoir peu d'informations venant de son corps. Parfois, c'est par une intellectualisation intensive qu'il se coupe de son intuition et de son ressenti : l'image qu'à l'enfant de son propre corps est profondément perturbée. Les traumatismes de la vie s'imprimant dans notre corps entraînent une altération, chez certains enfants maltraités, de la conscience corporelle et de l'habilité motrice. Certaines défaillances au niveau des sensations kinesthésiques apparaissent notamment dans le maintien, la mobilité corporelle, la perception motrice. Cela participe par la suite, à l'apparition de « blocages » corporels notamment au niveau de la respiration avec un blocage thoracique, un blocage au niveau du sternum entraînant une mauvaise utilisation du système respiratoire : l'enfant ne sait plus « respirer »normalement, naturellement.
La respiration devient *haute* alors qu'à la naissance elle était *basse*.

2.2.3 La blessure narcissique

La maltraitance et ses différentes carences, participe à une blessure narcissique chez l'enfant : comme toutes les tortures, la maltraitance détruit le potentiel de confiance en soi et fait perdre le statut d'être humain. Bien souvent, l'enfant dès sa plus jeune enfance, ne reçoit pas, tout l'amour et l'attention par son entourage et plus

18

particulièrement par sa mère, qu'il est en droit de recevoir. Ce manque dans les relations affectives nuit gravement à la construction de l'image de soi de l'enfant. Par conséquent, une carence dans les relations affectives engendre et peut aboutir à une blessure narcissique durant le développement personnel de l'enfant maltraité.

L'image du corps est le support du narcissisme (idéalisation du Moi).

Par la même on constate que l'enfant souffre de troubles de l'image de soi car son corps est lui-même troublé, marqué par différentes souffrances physiques et/ou psychologiques. Ainsi avec une valeur globale restreinte ou perçue comme telle par l'enfant et son entourage, au niveau de sa valeur de faire et de sa valeur personnelle d'être, l'enfant peut souffrir d'une dévalorisation narcissique qui renforce ses difficultés relationnelles. Un enfant qui souffre d'une mauvaise image de lui-même enclenche, consciemment ou non, des mécanismes de défense élémentaires telles que l'inhibition, la régression ou la dénégation.

B. LE CHANT EST UNE ACTIVITE PRIVILEGIEE D'EXPRESSION ET PEUT CONTRIBUER AU DEVELOPPEMENT A L'EPANOUISSEMENT DE L'ENFANT

1) **L'art est une activité d'expression à visée esthétique qui implique les hommes entre eux**

1-1 **L'art est une activité humaine qui implique les hommes entre eux**

Rappelons que depuis toujours, l'homme s'exprime dans sa communauté, par des activités poursuivant des objectifs différents. Au-delà des activités qui concourent à satisfaire ses besoins biologiques, l'être humain cherche à donner à sa vie personnelle une saveur existentielle.

Pour atteindre ce bien être, il peut choisir l'activité volontaire dirigée vers un idéal esthétique. Cette activité humaine dont la particularité est d'exprimer un idéal esthétique à travers la production d'une œuvre d'art se définit comme l'art. L'art est présent dans l'existence de l'homme depuis toujours, et l'élan artistique est ancré naturellement chez tous les peuples.

Il y a donc à la base de tout œuvre artistique un être humain qui donne à voir ou à entendre sa production, et qui la confronte à l'attention esthétique d'un spectateur.

1-2 L'art est une activité humaine d'expression

La nature de l'expression humaine peut être orientée vers un objectif utilitaire ou vers un objectif de plaisir. L'homme a besoin de s'exprimer afin de développer ses potentiels et s'épanouir. Dans le domaine de l'art, l'expression de l'homme est dirigée vers la recherche d'un idéal esthétique qui est agréable à voir ou à faire. L'art permet à l'homme d'exprimer ses émotions, ses sentiments, ses sensations, ses idées et ses pensées. En ce sens l'homme extériorise dans une œuvre d'art ses ressources intérieures. L'objet artistique, quand à lui, est le témoignage de l'engagement de l'homme dans une activité volontaire. L'activité artistique pouvant être alors soit de l'ordre de la contemplation ou de l'ordre de la production. C'est d'abord par le corps que l'expression peut se faire.

Le corps est toujours impliqué dans l'activité artistique

L'artiste est une personne avec des savoir- faire particuliers. Il maîtrise une technique spécifique propre à son champ d'activité, qui implique le corps de différentes manières. Dans les arts corporels (danse, théâtre, mime), le corps est impliqué dans sa globalité. Il est la production artistique en elle-même .Alors que dans les arts plastiques (la peinture par exemple), la production artistique existe sans que le corps de l'artiste soit encore impliqué au moment du traitement mondain ou qu'il soit même présent. Le corps dans ce cas aura permis de réaliser la production artistique. L'activité artistique où « le médiateur fondamental est le corps », est d'abord une expression par le corps. Le corps de l'artiste puise autant dans ses sensations profondes, que dans une technique ordonnée et spécifique. C'est le corps qui permet l'unité et la cohérence du phénomène artistique. En cela, l'art se fonde autant sur les savoir-faire et la technique de l'artiste que sur l'existence du corps.

1-3 L'art est le vecteur privilégié de l'esthétique

L'art est une activité volontaire dirigée vers l'esthétique. Son but est donc le beau. L'esthétique est définit comme étant la science du beau dans le domaine de l'art.

Le beau fait appel à la sensibilité de l'homme dans le sens où il provoque en lui une gratification sensorielle ou le plaisir. Ce plaisir, pris dans le sens d'agréable, est une gratification sensorielle qui implique un processus émotionnel. Il est fondé sur une activité de réflexion entre un état d'attente de l'organisme humain et une chose perçue et déterminée par la nature d'impacts sensoriels particuliers qu'elle peut produire.

L'artiste dans sa démarche de production recherche un équilibre entre son monde intérieur, son idéal esthétique et l'œuvre en réalisation. La recherche de cet équilibre est fondée sur un effort, un état d'esprit pour sélectionner les sensations qui répondent à son attente.

L'esthétique est donc l'appréciation d'une gratification sensorielle et l'harmonie entre le fond (l'idéal de beauté) et la forme (la réalité sensorielle).

1-4 L'art a un pouvoir expressif et un effet relationnel

L'art est un moyen privilégié d'expression et de communication et a un pouvoir qui lui est propre par une implication sensorielle et émotionnelle et par ses effets relationnels.

Une œuvre d'art ne peut exister, ne peut rayonner, sans l'artiste et le contemplateur. L'art concerne donc à la fois le domaine de l'action et celui de la contemplation.

Pour exister, l'œuvre d'art a en effet besoin d'un acteur, l'artiste qui la produit de manière volontaire, et d'un contemplateur qui fixe et concentre son attention sur la production achevée.

Dans le cas de la contemplation, l'être humain reçoit des informations par ses sens et l'œuvre d'art produit sur lui des réactions internes, telles que le plaisir ou le déplaisir par exemple. Elle peut aussi lui donner envie de produire à son tour, ce qui va le placer dans une situation artistique et aboutir à une réaction complexe, à savoir la production d'une œuvre d'art. L'être humain puise alors dans son monde intérieur et ses facultés mentales telles que l'imaginaire, la mémoire ou l'intelligence sont stimulées.

Ainsi l'art a un pouvoir expressif puisque dans les deux cas, une impression, soit la réception d'information par les sens, aura provoqué une expression, soit une réaction interne ou extériorisée.

Ainsi, l'expression artistique permet d'établir un lien d'homme à homme, elle permet de mettre en relation l'artiste avec le public.

L'artiste qui désire être reconnu en tant que tel a besoin, pour s'épanouir, que l'on reconnaisse son œuvre dans sa qualité sensible. Or une production n'est déterminée comme œuvre d'art qu'à partir du moment ou la communauté des hommes le décide.

Ainsi, l'artiste qui n'aurait pour unique interlocuteur que lui-même et donc aucun retour sur sa production et ses effets sur le public, ne pourrait conserver une faculté critique opérante, et tendrait de fait vers l'assèchement du processus artistique.

En effet, une production prend son statut d'œuvre d'art dans la rencontre avec le spectateur. Ce statut d'œuvre d'art introduit l'individu dans un réseau social et soumet l'artiste à la critique.

Pour s'épanouir dans son activité et ne pas se renfermer sur lui-même et sur sa production, l'artiste a donc besoin de relation avec le monde extérieur.

L'effet relationnel de l'art tient dans cette relation particulière qui existe entre l'artiste et son public, qui peut soit rejeter l'œuvre soit y adhérer.

C'est ce passage de l'œuvre dans le traitement mondain qui permettra à l'artiste de prendre de la distance par rapport à celle-ci. Cette mise à distance entre l'artiste et son oeuvre est nécessaire, elle permet en quelque sorte de déposséder l'artiste de son œuvre qui peut alors se tourner vers une autre production. L'œuvre d'art devient alors une production sociale qui s'inscrit dans l'histoire de l'art.

Ainsi, l'art est une activité d'expression, qui prend sa valeur dans un processus relationnel et devient source d'échange, de communication.

2) Le chant, mettant en jeu la voix et le corps, est une technique artistique spécifique

Le chant en tant que technique musicale est fondé sur le son.

L'art vocal en tant que méthode d'exploitation de la musique est dite active et nécessite l'implication du corps au travers de la voix chantée.

La voix est une émission de son produit par le larynx qui crée sa vibration par le rapprochement des cordes vocales et par le vent (le souffle) qui les fait vibrer. Elle possède les paramètres de fréquences, d'amplitude et de timbre qui lui permettent d'être unique et reconnue.

La voix (vient du latin *vox, vocis*) met en jeu la respiration, la gestion du souffle, la notion de « verticalité » (centre de gravité de la voix), la tonicité musculaire mais aussi une certaine détente pour ne pas bloquer le système de l'émission vocale.

2-1 Le corps du chanteur fait fonction à la fois d'outil et d'instrument

Le chanteur est à la fois instrument et instrumentiste.

Dans la pratique de l'art vocal le corps devient un instrument dans le sens d'instrument de musique c'est-à-dire d'un amplificateur de son dans une certaine tonalité avec un timbre particulier. Le chanteur fait vibrer ses cordes vocales et les vibrations se propagent jusqu'au squelette. Il utilise l'ensemble de son corps comme caisse de résonance, on dit d'ailleurs qu'un chanteur a du coffre.

2-2 L'esthétique du chant réside dans l'harmonie entre l'interprétation vocale et

   l'interprétation corporelle

Plus précisément l'interprétation vocale étant l'expression vocale à visée esthétique, et l'interprétation corporelle étant l'expression corporelle à visée esthétique.

L'interprétation vocale implique une technique maîtrisée et spécifique apportant à la voix du chanteur une couleur particulière, un timbre unique et reconnu. Elle implique également un travail pertinent de la part du chanteur sur la musicalité et le style de l'œuvre interprétée.

L'interprétation corporelle se réfère à l'implication du corps du chanteur dans une recherche esthétique lors de son interprétation vocale : telle que les différentes postures, attitudes, mimiques (expressions du visage), déplacements. On dit d'un chanteur qu'il a une belle présence et/ou une belle prestance scénique, on entend également l'expression : « être expressif » quand on chante.

C. L'ART THEARPIE A DOMINANTE CHANT AUPRES D'ENFANTS MALTRAITES PEUT REDUIRE LES TROUBLES DE L'IMAGE DU CORPS ET CONTRIBUE A LA RESTAURATION D'UNE BLESSURE NARCISSIQUE

1 L'art thérapie est une démarche thérapeutique spécifique qui utilise l'activité artistique à des fins humanitaires et thérapeutiques

Définition de l'art thérapie :

« *L'art thérapie est l'exploitation du potentiel artistique dans une visée humanitaire et thérapeutique* ». (R.Forestier, « tout savoir sur l'art thérapie », Ed. Favre, 2000, p10.)

L'art thérapie s'adresse aux personnes ayant des troubles de l'expression, de la communication et de la relation.

24

1-1   L'art thérapie est un soin

Le sens étymologique de *« soigner »* est de s'occuper du bien être et du contentement d'une personne. (dictionnaire le Petit Robert)

La notion de soin induit un dysfonctionnement physique et/ou psychique qui diminue ou altère les expressives, communicatives ou relationnelles d'une personne souffrante.

Ce soin est d'une nature spécifique puisqu'il s'adresse aux domaines de l'émotion, du plaisir, de l'idéalisation et de la communication.

« L'art en lui-même ne guérit pas mais il revigore l'aspect existentiel du patient qui retrouve son statut de sujet ». (R.Forestier)

C'est une thérapie dans la notion d'accompagnement, relation d'aide et de soulagement.

L'art thérapie s'adresse à la personne dans sa globalité. Elle ne s'intéresse pas directement au symptôme mais s'adresse aux potentialités expressives présentes chez une personne souffrant d'une pathologie. Il ne s'agit plus d'une personne malade (objet de sa maladie) mais d'une personne (sujet avec une maladie).

« Pratiquer l'art thérapie c'est stimuler l'expression d'une créativité artistique naturelle en vue d'un mieux être de la personne ».

1-2 Le métier d'art thérapeute nécessite deux savoir-faire

L'art thérapeute est d'abord un artiste qui a effectué sa propre recherche esthétique dans sa pratique artistique personnelle. Il a reçu une formation artistique et maîtrise l'ensemble des règles et techniques d'une ou plusieurs activités artistiques. Le vécu artistique de l'art thérapeute lui a en effet permis d'affirmer son style et ses goûts ainsi que de se confronter à toutes les étapes du phénomène artistique (que je développerais par la suite).

Il est alors capable de s'adapter aux difficultés que peut rencontrer une personne et, ainsi choisir les outils spécifiques et adaptés à celle ci.

L'art thérapeute utilise ses savoir-faire artistique et met son vécu artistique au service de l'autre, il est un « guide artistique », il ne fait pas à la place de l'autre mais l'aide à faire.

Ainsi, il semble indispensable que, dans une pratique d'art thérapie ou l'art est un outil dans la relation thérapeutique, l'artiste connaisse la technique artistique qui va dominer dans l'atelier.

Il parait difficile à mon sens, d'aider une personne à entrer dans le phénomène artistique et de ce que cela implique, sans avoir soi même vécu cette expérience.

L'artiste met ses compétences au service d'un soin. Toutefois, la compétence artistique de l'art thérapeute n'est pas sa compétence unique. En effet, l'art thérapie nécessite un savoir médical et paramédical indispensable à l'élaboration du protocole de prise en charge et activités thérapeutiques d'un patient. En effet, la connaissance médicale et la connaissance des pathologies lui permettent d'adapter un objectif thérapeutique.

L'art thérapie est donc une spécialité à part entière qui demande des compétences artistiques et thérapeutiques. C'est cette double formation qui permet à l'art thérapeute d'exploiter l'art dans un but thérapeutique.

Ainsi l'art thérapeute, de par sa maîtrise d'au moins un technique artistique, est à même d'utiliser les pouvoirs expressifs et les effets relationnels de l'art dans un processus de soin.

Sa formation thérapeutique lui permet d'adapter sa technique artistique selon le type de prise en charge, la pathologie ainsi que les désirs et les goûts du patient.

1-3 L'art thérapeute utilise l'art dans un but humanitaire et thérapeutique

En art thérapie la production artistique n'est pas l'objectif premier. Sont déterminants en art thérapie, l'intention, l'application et le cheminement du patient dans l'activité artistique.

Le but de l'art thérapie est d'utiliser l'art comme un moyen pour rendre une qualité de vie à une personne en souffrance. Il s'agit de s'occuper de la personne à part entière et non de sa pathologie.

Toute personne est un individu qui conserve des capacités et une partie *saine*. C'est en considérant cette partie *saine* du patient que l'art thérapie est efficace.

L'art thérapeute utilise les capacités artistiques de l'homme pour accéder à son bien être. C'est en ce sens que l'art thérapeute prend soin de la personne. L'art thérapie ne prétend pas guérir, il faut entendre par thérapie la notion d'accompagnement, de relation d'aide, de soulagement. On peut prétendre également d'avoir pour objectif un travail de restauration, par exemple, contribuer à la restauration narcissique d'une personne.

Il y a thérapie dans le sens ou la personne prise en charge se reconnaît en tant qu'individu, se voit autrement qu'à travers son handicap physique et/ou psychologique.

En atelier d'art thérapie, l'individu, en devenant acteur et en utilisant son potentiel artistique, va prendre le pouvoir sur les éléments qui l'entourent et se les approprier. Il va exprimer une partie de son monde intérieur, en extériorisant et en rendant palpable ses sentiments, ses sensations intérieures pour pouvoir les partager avec son entourage ; l'individu va, par sa production, se donner à voir, va s'affirmer. L'art thérapeute va être là pour accompagner le patient et l'aider à exploiter au maximum son potentiel artistique grâce à son savoir-faire, afin qu'il se révèle à lui-même, et par la suite aux autres, l'ampleur de ses capacités d'expression, de son goût, de son style, et ce qui fait de lui une personne unique, dont la différence peut être une richesse.

1-4 Des outils spécifiques permettent à l'art thérapeute une analyse et une évaluation de son travail

L'art thérapie se pratique généralement dans un milieu de soin et s'insère dans une équipe pluridisciplinaire. Comme toute autre prise en charge, une prise en charge en art thérapie se détermine sur prescription médicale. Le protocole de prise en charge s'élabore en collaboration avec l'équipe soignante. Le protocole est « l'ensemble des éléments qui constituent l'intérêt, la faisabilité et la réalisation de l'activité thérapeutique auprès du patient ».

Dans l'établissement du **protocole de prise en charge**, premier outil dont dispose l'art thérapeute, celui-ci doit mettre en évidence des objectifs généraux, ou des objectifs intermédiaires, puis adapter les moyens à ses objectifs en tenant compte de la personne prise en charge afin de lui permettre de s'exprimer dans un climat de confiance et d'écoute.

La fiche d'observation   constitue également un des outils spécifiques de l'art thérapeute. Elle lui permet de synthétiser et de gérer toutes les informations relevées lors d'une séance. Une fiche correspond à une séance et à un patient.

 L'observation doit être rigoureuse, les faits y sont relatés avec exactitude et précision, et le comportement de la personne décrit avec clarté.

La fiche d'observation doit donc être adaptée à la situation. Elle peut être un recentrage de l'activité tant sur ses objectifs que sur la nature de l'intervention.

Une des fonctions principale de la fiche d'observation est la mise en évidence et l'état de base des éléments de l'évaluation.

Les différents items de la fiche d'observation sont comparés dans une grille d'évaluation.

L' item- plus petite unité observable- se rapportent à des faits précis. C'est un élément sensible, caractéristique d'une difficulté. L'item est le fondement de l'évaluation.

Les items sont regroupés en faisceaux d'items, correspondant aux domaines spécifiques, tels que l'expression, la relation, la communication et le domaine artistique. Il arrive que de nouveaux items apparaissent pendant une séance et se rapportent à des faits précis qui ont lieu au cours de celle-ci. L'art thérapeute doit être capable de redéfinir ou de réadapter le choix de ses items ou faisceaux d'items. Qu'ils soient préétablis ou non, les items sont déterminés selon leur pertinence à révéler un progrès ou une régression dans la prise en charge.

Toutes les informations recueillies pendant les séances sont ensuite réutilisées dans les grilles d'évaluation qui sont d'une grande importance au moment d'effectuer un bilan de la prise en charge. Les items sont regroupés sous forme de tableaux ou de graphiques.

L'évaluation est la comparaison des mesures d'un même item dans des situations similaires tout au long de la prise en charge. L'évaluation est un outil de contrôle des différentes étapes du protocole et permet un regard objectif sur l'évolution du patient lors des prises en charge thérapeutiques. Elle valide les stratégies mises en place.

Ces différents outils d'observation et d'évaluation permettent à l'art thérapeute de réajuster ou de réadapter la pertinence de l'orientation de sa prise en charge et de rendre compte de l'évolution de son travail à l'ensemble de l'équipe lors de bilans ou de synthèses.

Le lien étroit qui doit exister entre l'objectif thérapeutique, l'activité et l'évaluation, pourra alors être opérant.

1-5 <u>L'art thérapeute exploite la dynamique du phénomène artistique</u>

Le phénomène artistique est un cheminement qui se caractérise par le passage d'expression primaire à une phase d'expression secondaire et dont le pivot est l'aptitude à l'acte intentionnel.

Le phénomène artistique comporte trois phases essentielles : **L'intention**, **l'action** et **la production**

L'INTENTION est le moment ou la personne a le désir, la volonté d'une recherche esthétique en réaction à une sollicitation extérieure ou une gratification sensorielle.

L'intention appartient au domaine du BON et amorce l'acte volontaire c'est-à-dire l'action.

Le BON est un des concepts de la théorie des trois B ou fondements de l'activité artistique. Il est un principe fondateur qui implique toute la capacité de l'homme à ressentir et l'amène à rechercher une qualité de vie orientée vers le bonheur.

L'ACTION est le rapport entre la volonté (je veux) et les capacités motrices et techniques (je peux). L'action artistique implique des savoir-faire ou techniques que la personne va utiliser, selon sa personnalité et sa nature physique, pour permettre à son idée de prendre forme. La personne développe son style.

L'action appartient au domaine du BIEN dans la théorie des trois B. Elle nécessite une activité réfléchie (de l'intériorité à l'extériorité et de l'extériorité à l'intériorité) afin de répondre au plaisir et à l'idéal esthétiques.

LA PRODUCTION est le résultat d'une expression volontaire qui implique la connaissance, la mémoire, l'imagination dans une recherche esthétique.

La production concerne le domaine du BEAU (théorie des 3B). Le beau qui caractérise l'œuvre d'art est l'association de la forme (aspect objectif de l'art qui relève de l'intellect et de la connaissance) et du fond (aspect subjectif de l'art qui concerne le domaine des affects, de la sensibilité et de l'émotion).

C'est l'entrée dans le cheminement ou processus artistique qui est susceptible d'être thérapeutique et non pas la production artistique comme une fin en soi.

Les trois concepts le BON (intention), le BIEN (action), et le BEAU (production) de la théorie de l'art opératoire ou théorie des 3B vont se caractériser dans le domaine pratique par deux phases essentielles :

L'ART 1 et l'ART 2

L'art 1, phase relative à l'expression est le passage de l'instinct à l'action volontaire orientée vers l'esthétique.(R.F p55) Elle se présente de façon anarchique (sans maîtrise du geste), globale et trouve le corps comme intermédiaire privilégié.

L'art 2 seconde phase est relative aux techniques propres à chaque activité artistique. L'expression est structurée et organisée.

Le passage de l'art 1 à l'art 2 correspond à la phase d'INTENTIONNALITE, phase transitoire dans laquelle la personne est dans une recherche et un affinement de son expression.

2) **L'art thérapie à dominante chant, mettant en jeu la voix et le corps, peut avoir des effets bénéfiques sur l'enfant maltraité**

Un des fondements de l'art thérapie est d'amener l'enfant à œuvrer lui-même pour sa reconstruction ou sa réparation, en l'engageant dans un processus d'action.
Les objectifs thérapeutiques fixés par l'art thérapeute sont principalement orientés vers une prise de conscience de l'état du corps réel par la (re)découverte de ses possibilités expressives, motrices, sensorielles, pouvant améliorer la qualité de vie de ces enfants en contribuant à une restauration de l'image du corps.

L'enfant doit prendre conscience que son corps n'est pas uniquement *souffrance* mais peut être lieu et objet de *plaisir* sans danger, c'est-à-dire, (re)trouver de bonnes sensations corporelles (bien être, de détente), rétablir la notion de plaisir (sans danger) et d'écoute des besoins du corps. Cela contribue à la relation, la communication : exprimer par son corps autre chose que la souffrance.

2-1 <u>Le chant peut participer à une restauration de l'image du corps chez l'enfant maltraité</u>

La voix aide à la prise de conscience du corps avec les différentes localisations de l'émission des sons, c'est à dire avec les différentes vibrations et résonances qui se répercutent dans tout le corps.

La voix est le reflet de l'état d'une personne. Elle est aussi un moyen d'action sur cet état. « Chanter » peut permettre de libérer des émotions cachées qui entravent un bien être corporel. Le son a le pouvoir de modifier les vibrations à l'intérieur et à l'extérieur du corps et ainsi d'en corriger les altérations (« la voix est libératrice »).

La technique vocale commence par l'acquisition d'une bonne respiration.
La respiration est fondamentale pour l'être humain car, vitale : respirer = vivre
Les différents traumatismes subis par l'enfant maltraité impriment de nouveaux schémas respiratoires. En travaillant sur le souffle, nous dissolvons les angoisses, nous améliorons la concentration, nous retrouvons un meilleur équilibre général et une amélioration des sensations corporelles (sensations kinesthésiques).

Le chant est l'expression de soi (son « moi intérieur ») ainsi que l'expression du corps ou sont enfouis certaines mémoires de souffrances et de blessures. De là, découle, pour ces enfants, une difficulté à s'extérioriser et à s'exprimer. Il y a donc un énorme travail à faire dans cette direction. La diversité des exercices, se rapportant à l'expression vocale et corporelle associées à la pratique du chant, permet d'essayer d'aborder ce problème sous différents aspects afin d'arriver à une libération du corps et de l'esprit. Après une séance d'art thérapie a dominante chant, bien souvent l'enfant semble détendu, plus épanoui : on peut donc penser qu'il a pu retrouver ou redécouvrir certaines sensations de bien être corporel à travers l'expression vocale et corporelle qu'implique le chant.

2-2 « La comédie musicale » permet d'introduire la danse comme technique artistique associée à l'art vocal et participe à une prise de conscience de l'image du corps

La comédie musicale associant l'expression vocale et corporelle permet une meilleure implication corporelle de l'enfant et contribue d'une façon plus approfondie et pertinente à une restauration de l'image du corps.

2-2-1 La danse permet de découvrir son corps et ses possibilités d'expression

La découverte la plus importante que la motricité permet de réaliser est la découverte de soi même. Peu à peu l'enfant en grandissant va prendre conscience de son corps et de son schéma corporel. Il aura ainsi une image mentale de son corps, mais aussi prendra conscience de l'espace qu'il occupe et pourra en prendre possession. Cet espace péricorporel constitue autour de chaque individu une protection de dimensions variables. La danse permettra de

jouer avec cet espace, d'en défendre l'accès ou de pénétrer dans l'espace de l'autre, de jouer avec la distance entre les êtres : intime pour l'expression de l'amour, proche pour celle de l'amitié, lointaine pour l'indifférence. Nous pouvons reconnaître ici l'effet relationnel de l'activité artistique. L'intégrité du schéma corporel est un des éléments de la liberté de mouvement.

2-2-2 La danse met en jeu également la sensorialité

Le toucher permet d'entrer en relation avec l'autre par le contact (par exemple, lors de portés, de déplacements, de tenues de mains).

L'audition est très importante : elle permet de prendre conscience de l'espace sonore, de s'orienter dans cet espace grâce à des repères, de percevoir les rythmes et mélodies supports du geste, de ressentir les affects qui y sont contenus.

Le regard perçoit l'autre, capte son aspect, ses gestes et ses expressions. La durée de ce contact, la fixité ou la mobilité du regard, sa direction, va transmettre le message.

2-2-3 La danse met en jeu les sensations kinesthésiques

La notion de mouvement en danse nécessite l'approche kinesthésique ; la kinesthésie étant le sens ancré dans les muscles qui perçoit et répond aux stimuli d'équilibre et de déséquilibre. Les sensations kinesthésiques permettent au danseur d'affiner sa technique (placements, équilibre…) et vont jusqu'à procurer un plaisir fonctionnel : le plaisir venant de la satisfaction du mouvement bien fait impliquant une maîtrise du corps.

La danse permet de prendre conscience de son propre corps et d'en prendre possession, de ressentir et d'habiter son espace péricorporel, d'apprendre à communiquer et entrer en relation par le geste.

En conclusion :

On peut donc constater que, l'art thérapie à dominante chant, mettant en jeu la voix et le corps, permet une découverte ou redécouverte de bonnes sensations corporelles, une revalorisation de la personnalité et participe à la restauration narcissique. L'image corporelle de l'enfant étant souvent mal perçue par lui-même, il est important que quelque chose de valorisant émane de lui. Cela lui permet une autoévaluation positive de lui-même, un sentiment de soi positif.

L'enfant ne se distingue plus uniquement par son corps, lieu où se repère bien souvent le traumatisme dû à la maltraitance, mais par l'utilisation qu'il en fait et par les sensations de bien être qu'il lui procure. L'art intervient sur l'image initiale du traumatisme de l'enfant, il permet de le faire vivre autrement et ouvre sur un monde où le plaisir existe sans danger, et dans lequel l'enfant devient créateur et non objet.

C'est une des portes qui permettent de se reconstruire une identité :

« Je crée, je suis »

« J'ai été victime, je deviens acteur de ma vie »

L'art thérapie à dominante chant a donc des effets bénéfiques sur l'altération de l'image du corps de l'enfant maltraité, elle contribue à une restauration de celle-ci et permet d'accéder à une unité psycho corporelle.

Le corps instrument de plaisir devient vecteur de communications positives avec l'autre.

On peut également constater que l'amélioration de l'image du corps de l'enfant permet et contribue à une revalorisation narcissique : l'enfant apprend donc à ne plus se considérer comme *objet* mais à devenir *acteur* de sa propre vie. Petit à petit il reprend confiance en lui et il apprend à s'aimer.

A. L'EXPERIENCE PRATIQUE DE L'ATELIER D'ART THERAPIE A DOMINANTE CHANT S'EFFECTUE AU SEIN DU VILLAGE D'ENFANTS SOS DE CHATEAUDUN

1) Présentation générale de l'association des Villages d'Enfants SOS

1-1 Historique, présentation et caractéristiques des villages d'enfants

Hermann Gmeiner, autrichien, étudiant en médecine, a l'idée de permettre à des fratries d'orphelins de guerre d'être accueillies et élevées par des mères SOS, elles mêmes bien souvent veuves de guerre. Hermann Gmeiner fonde l'association SOS Villages d'Enfants en 1949.

Premier village d'enfants SOS créé en 1949 à Imst (en Autriche) à l'initiative d'Hermann Gmeiner.

Puis se crée la Fédération Internationale des Villages d'Enfants SOS (SOS KDI) dont le siège social se situe à Innsbrück en Autriche. Elle représente la 1ère ONG mondiale privée dédiée à l'Enfance. Environ 440 villages, 1200 structures intermédiaires dans plus de 130 pays dans le monde.

La France est le premier pays à suivre cet exemple. Le premier village d'enfants SOS se crée à Busigny (dans le nord) en 1956 puis création de l'association « les Villages d'Enfants SOS de France ».

En 1969, l'association française SOS Villages d'Enfants est reconnue d'utilité publique.

36

L'association française SOS Villages d'Enfants gère 12 villages en France métropolitaine.

Les villages d'enfants sont agréés par l'aide sociale à l'enfance (ASE) pour des capacités de 30 à 60 enfants.

Un village d'enfants SOS se compose d'une dizaine de maisons familiales accueillant chacune 4 à 6 enfants d'une même fratrie, parfois deux fratries. De plus une « maison commune » comprend bureaux, salle de réunion, secrétariat, lieux d'accueil des parents et d'animation pour les enfants. Les villages d'enfants SOS sont construits au sein de lotissements pavillonnaires et s'intègrent à l'environnement. Les enfants partagent la même scolarité et les mêmes loisirs que les autres enfants du voisinage.

Les villages d'enfants SOS bénéficient généralement d'une habilitation justice. Ils ont leur propre FINESS 176, et sont assimilés aux Maisons d'enfants à caractère social (MECS).

Les enfants accueillis en village d'enfants SOS sont placés dans le cadre de la protection de l'enfance. La conception et les principes de fonctionnement des villages conduisent à donner la priorité à des accueils pour lesquels on peut émettre l'hypothèse qu'ils seront de longues durée (situations de maltraitance graves et répétitives, problèmes psychiatriques parentaux…).

L'objectif de l'association est donc un accueil sur une longue durée mais chaque année, des enfants, des jeunes quittent les villages. Dans la plupart des cas, il s'agit de jeunes accédant à l'autonomie ou qui rejoignent leurs familles dont la situation a pu se stabiliser.

Cependant un certain nombre d'entre eux sont aussi réorientés vers d'autres structures de placement (MECS*, placement familial auprès d'une assistante familiale, établissements spécialisés). Ces réorientations, en nombre limité à l'échelle d'un village, ne sont pourtant pas un phénomène marginal au niveau associatif. Elles concernent essentiellement des préadolescents et des adolescents développant des troubles du comportement incompatibles avec une vie de type familial.

1-2 Mission des Villages d'Enfants SOS

Travailler en faveur des enfants orphelins, abandonnés ou de ceux que leur propre famille ne peut pas prendre en charge. Donner à ces enfants la possibilité de créer des relations durables au sein d'une nouvelle famille.

L'approche familiale dans un village d'enfants SOS repose sur quatre principes : chaque enfant a besoin d'une *mère*, grandit le plus naturellement possible avec des *frères* et *sœurs*, habite une *maison* qui est la sienne, dans un environnement propice à son épanouissement constitué par un *village*.

La mission principale des villages d'enfants SOS est d'éduquer et d'accompagner les enfants dans tous les actes de la vie normale en vue de leur autonomie, de leur insertion sociale et professionnelle voir de leur retour en famille.

2) Présentation du village d'enfants SOS de Châteaudun

2-1 Historique et structure du village d'enfants

Le village d'enfants de Châteaudun est un établissement géré par l'association SOS villages d'enfants. Construit en 1999, il est alors le 11ème village de l'association sur le territoire de France métropolitaine. Officiellement les premières fratries sont accueillies le 2 Juillet 1999 au sein du village.

Le village d'enfants de Châteaudun couvre prioritairement cinq départements : l'Eure et Loir, le Maine et Loire, l'Indre et Loire, le Loir et Cher et le Loiret. Le département d'implantation, l'Eure et Loir est actuellement le principal usager du dispositif, environ les 2/3 des enfants accueillis en sont issus. Cependant, en tant qu'établissement d'une association couvrant le territoire national, il peut recevoir des enfants de tous les départements français.

Le village est situé en zone pavillonnaire, dans un secteur semi rural, non loin du centre ville. Il réuni dix pavillons plus une maison commune.
Chaque pavillon fait 200 m² et possède un jardin privatif. Une voiture de fonction est affrétée par pavillon.

Un pavillon accueille en moyenne 5 à 6 enfants (généralement deux fratries), et est doté d'une équipe de maison qui se compose :
- d'une mère SOS
- d'une aide familiale
- d'une aide ménagère
- d'un éducateur

2-2 Public accueilli au sein du village d'enfants SOS

Les enfants accueillis au village d'enfants SOS de Châteaudun sont placés dans le cadre de la protection de l'enfance. Ils sont confiés au village, soit par les services sociaux départementaux, soit les services de la Protection Judiciaire pour la Jeunesse (PJJ), ou encore par d'autres services sociaux spécialisés.
Ce village permet l'accueil de fratries d'enfants placés dans le cadre de mesures d'assistance éducative, ou pour toute autre cause ne leur permettant pas de vivre, temporairement ou définitivement, auprès de leurs parents.

La particularité du village d'enfants SOS de Châteaudun est donc d'accueillir des enfants de même fratrie, permettre à ces enfants de ne pas être séparés de leur(s) frère(s) et sœur(s). Ce sont des enfants en grande difficulté familiale qui bénéficient, pour la plupart, d'un placement de longue durée.

Le maintien des liens familiaux est respecté selon les règles fixées lors des décisions de placement. L e suivi de l'enfant est assuré, par l'équipe éducative (que nous développerons par la suite) du village, par les référents des services sociaux et les parents, à terme, dans la mesure du possible.

2-3 Le village d'enfants de Châteaudun définie quatre grands principes d'intervention

2-3-1 L'accueil de fratries au sein d'une maison familiale

Le village d'enfants offre la possibilité à des frères et sœurs placés de partager la même enfance en leur assurant une prise en charge cohérente dans le respect de leur identité familiale. La fratrie est accueillie dans une maison familiale où chaque enfant peut investir un lieu personnalisé, participer aux actes de la vie quotidienne.

2-3-2 L'accueil par une mère SOS

Les enfants sont confiés à une mère SOS, travailleur social, qui les élève au mieux de leurs besoins dans tous les actes de la vie quotidienne. Elle reçoit un budget familial pour assurer tous les besoins de la fratrie, l'équipement et l'entretien de la maison. Une permanence affective et éducative stable du lien adulte enfant est ainsi assurée, pouvant aller au-delà même du temps de placement

2-3-3 Une prise en charge globale et un suivi individualisé

Si le cadre quotidien de l'enfant est la maison familiale, pour l'ensemble des décisions le concernant et le suivi de son évolution, la mère SOS est accompagnée par l'équipe du village dont le Directeur organise la mission. Des instances de concertation et de prise de décision sont organisées. Dans le cadre de la loi de janvier 2002, l'ensemble des décisions concernant chaque enfant sont prises dans le cadre d'un projet individuel s'appuyant sur un bilan précis, définissant des objectifs et soumis à évaluations régulières.

Le village ne possède pas d'équipe médicale à proprement parler, quand il y a nécessité de prise en charge thérapeutique elle se fait à l'extérieur du village grâce aux dispositifs environnants (CMP, CMPP, Hôpital de jour, IME...).

2-3-4 Un cadre général d'intégration sociale et de préparation à l'autonomie

Les maisons familiales sont ouvertes aux relations avec le voisinage et tous les enfants bénéficient d'une socialisation extérieure par le recours à tous les services locaux (écoles, loisirs, médecins...). Ils bénéficient aussi d'un accompagnement personnalisé vers l'autonomie : préparation de l'orientation professionnelle, gestion du budget en fonction de l'âge...
Une aide associative aux jeunes majeurs peut intervenir jusqu'à leur autonomie (bourses, mesures d'aide au projet, caution et dépôt de garantie auprès du bailleur et aide au premier équipement.

2-4 L'équipe pluridisciplinaire du village d'enfants se compose d'une équipe d'encadrement et d'une équipe éducative

2-4-1 L'équipe d'encadrement

Le directeur, gère les moyens mis à sa disposition pour faire fonctionner le village d'enfants et est responsable du projet des enfants et du personnel placé sous son autorité.

Le chef de service, assure la planification et le suivi des missions de l'ensemble de l'équipe éducative et veille à la qualité des actions éducatives auprès des enfants et au respect des objectifs définis pour chacun. Il est également le remplaçant du Directeur en l'absence de celui-ci.

Les psychologues (deux personnes à mi-temps), ont plusieurs responsabilités. A l'admission des enfants, elles étudient les dossiers et vérifient la compatibilité de la situation de chaque enfant avec un accueil en village.

Durant le placement au village, elles effectuent un suivi régulier des enfants afin d'apprécier leur évolution et dépister les éventuels risques qui pourraient compromettre leur bien-être.

En cas de nécessité les psychologues proposent des thérapies (qui se font sur l'extérieur du village) et en suivent le déroulement.

Elles participent également à l'évolution des projets établis pour chaque enfant.

Si besoin est, elles peuvent être amener à se déplacer directement sur les pavillons des enfants, notamment lorsqu'il y a un relais entre une mère SOS et une aide familiale.

2-4-2 L'équipe éducative

Les mères SOS, sont une dizaine au total. Elles sont les référents essentiels des enfants. Elles partagent leur vie quotidienne et leurs assurent la relation affective et éducative durable dont ils ont besoin pour leur développement.

Les mères SOS ont donc un rôle de suppléance parentale permettant aux enfants de vivre dans un climat de sécurité affective et de soins maternels.

Elles gèrent la maison familiale (repas, vêture, entretien…). A cet effet, un budget familial leur est alloué chaque mois. Elles suivent la scolarité, la santé, les loisirs des enfants et rencontrent régulièrement les enseignants, les médecins…qui s'occupent de ceux-ci.

L'action des mères SOS est relayée et complétée par les éducateurs et par les aides familiales.

Les Aides Familiales, sont au nombre de sept (cinq à plein temps, une à 70% et une en CDD).

Les aides familiales interviennent dans les maisons familiales en relais* des mères SOS pendant le temps de repos et de congé de celle-ci. Leur intervention régulière permet également un regard complémentaire à celui de la mère SOS sur la vie quotidienne et les besoins des enfants.

Relais* : Réunion dans chaque temps (départ et retour de la mère SOS) pour faire le point sur la situation du pavillon avant et après le temps d'intervention de l'aide familiale en présence du chef de service, de la psychologue concernée, de la mère SOS, de l'aide familiale et de l'éducateur.

Les éducateurs, se composent de deux éducateurs spécialisés et d'une monitrice éducatrice.

Leurs missions reposent sur trois axes :

en concertation avec la mère SOS, un travail individualisé auprès des enfants sur des aspects techniques (orientation scolaire ou professionnelle, préparation à l'autonomie…).

- La responsabilité d'actions d'animations au sein du village d'enfants (loisirs, connaisssance de l'environnement).

- Le développement d'actions réalisées en partenariat avec divers organismes (club de loisirs, actions spécifiques pour les enfants ou adolescents du village d'enfants).

Dans le cadre des projets pédagogiques individuels, ils ont des missions spécifiques complémentaires des mères SOS ; mise en place et suivi du projet individuel de chaque enfant.

2-4-3 La prise en charge quotidienne et l'accompagnement psycho éducatif

La prise en charge quotidienne de l'enfant est assurée par la mère SOS et l'aide familiale pendant les congés de celle ci (déjà développé précédemment).

L'accompagnement psycho éducatif dispensé par l'équipe du village : en appui à la mère SOS dans la prise en charge quotidienne (avec un éducateur référent présent régulièrement sur le pavillon), le suivi individuel (éducateur et psychologue du village), les liens avec la famille d'origine (mise en œuvre concrète des droits accordés par la justice ou le service placeur) et avec les services extérieurs (notamment l'aide sociale à l'enfance).

2-5 Les différentes réunions avec l'équipe pluridisciplinaire du village d'enfants

2-5-1 Réunion de synthèse :

Elle se déroule deux fois par an pour faire le point sur une fratrie en présence
- de la mère SOS référente et/ou de l'aide familiale
- de l'éducateur référent
- du psychologue référent
- du directeur
- du chef de service

2-5-2 Réunion éducative :

Elle est organisée par le Chef de Service chaque lundi après midi afin de définir les plannings et d'échanger les informations entre les éducateurs et stagiaires éventuels et les animateurs.

2-5-3 Réunion de l'équipe de direction :

Elle réunit chaque mardi matin le Directeur, le Chef de Service et les deux psychologues.

2-5-4 Réunion générale :

Elle concerne tout le personnel du village d'enfants et se déroule trois fois par an.

2-5-5 Réunion de fonctionnement :

Elle met en présence tous les lundis matin le Directeur, le Chef de Service, le personnel éducatif et la secrétaire autour du déroulement de la semaine à venir.

B   L'ATELIER D'ART THERAPIE A DOMINANTE CHANT SE MET EN PLACE ET S'ASSOCIE AU PROJET PSYCHO EDUCATIF DU VILLAGE D'ENFANTS SOS DE   CHATEAUDUN

1) **La présentation d'un projet d'atelier d'art thérapie s'effectue au terme   d'un stage d'observation au sein du village d'enfants**

1-1 Le projet d'atelier à dominante chant est présenté devant l'équipe d'encadrement et l'équipe éducative

Le stagiaire art thérapeute souhaitant vivement poursuivre son stage pratique au sein du village d'enfants de Châteaudun a élaboré un projet d'atelier qu'elle présente tout d'abord au Directeur. Le projet reçoit un accueil favorable et un rendez vous est fixé pour présenter le projet à l'équipe psycho éducative et désigner les enfants qui en bénéficieront.

Durant son stage d'observation au sein du village d'enfants le stagiaire art thérapeute résidait sur place. Cela lui a permis de côtoyer l'ensemble des enfants et de mieux connaître et comprendre la problématique de ces jeunes enfants en souffrance.

C'est pourquoi, et suite à cette première expérience, le Directeur souhaite la présence du stagiaire et son avis quand au choix des enfants. Une réunion est donc organisée où sont présents, le Directeur, le Chef de Service, les deux psychologues, une éducatrice et le stagiaire afin que celui-ci présente en détail son projet à l'équipe pluridisciplinaire.

Trois jeunes enfants âgés de six à huit sont désignés et confiés au stagiaire art thérapeute.

1-2 Un protocole de prise en charge est proposé en accord avec l'équipe pluridisciplinaire du village d'enfants

Rappelons qu'un village d'enfants SOS ne possède pas d'équipe médicale sur place, par conséquent, on ne parlera pas de prescription médicale pour des séances d'art thérapie.

L'acceptation de mettre en place cet atelier d'art thérapie est donc du ressort de l'équipe d'encadrement et de l'équipe éducative avec l'accord des parents.

Le protocole de prise en charge s'inscrit dans le volant psycho éducatif du village d'enfants. Le fait de résider sur place permet à l'art thérapeute d'être régulièrement en contact avec l'ensemble de l'équipe pluridisciplinaire. De ces échanges et en concertation avec l'équipe, elle affine ses objectifs et sa méthodologie adaptée aux problématiques des enfants concernés.

L'atelier d'art thérapie débutera en novembre et se terminera fin juin. L'art thérapeute interviendra sur les différentes périodes scolaires de l'année. Il est convenu qu'après chaque période d'intervention un bilan, une synthèse seront remis aux différents acteurs de l'équipe pluridisciplinaire. L'art thérapeute leurs soumettra ses objectifs thérapeutiques pour l'intervention suivante. L'équipe pluridisciplinaire permet à l'art thérapeute d'obtenir un avis critique et objectif de son travail, de ne pas perdre de vue qu'il s'inscrit dans le volant psycho éducatif du village ce qui implique un travail en partenariat avec les différents acteurs de l'équipe pluridisciplinaire. Par cela, il doit obtenir l'approbation de celle ci pour la mise en place de ses objectifs thérapeutiques concernant l'intervention suivante.

2) Mise en place de l'atelier d'art thérapie

L'atelier d'art thérapie s'effectuera durant les différentes périodes scolaires de l'année :

- Les vacances scolaires permettent d'obtenir une plus grande disponibilité des enfants tout en respectant et en adaptant les horaires de l'atelier d'art thérapie en fonction de leurs différents plannings (rendez vous à l'extérieur, activités ou visites).
- De plus, durant les vacances, les enfants sont d'autant plus reposés, détendus, dégagés de toute obligation scolaire (horaires, devoirs…) ce qui permet d'avoir une meilleure implication et investissement de l'enfant durant la séance d'art thérapie.

- Durant les différentes périodes d'interventions, l'art thérapeute réside à la maison commune. Il peut ainsi se familiariser avec l'ensemble des enfants du village et mieux apprendre à connaître ces jeunes enfants en souffrance.

La salle des « adolescents » est attribuée à l'art thérapeute pour son atelier d'art thérapie :

- C'est un lieu adapté et sécurisant pour l'enfant. La salle se situe à coté du bureau du Directeur et du bureau des éducateurs. Durant toute la séance l'art thérapeute se trouve seul avec l'enfant.
- La salle est vaste, lumineuse, possède une chaîne Hi-fi et permet à l'enfant de se sentir plus à l'aise dans ses différentes entreprises.
- Cette salle est attribuée à chacune des interventions de l'art thérapeute sur le village d'enfants. Cela permet notamment à l'enfant d'avoir un repère fiable et stable contribuant au besoin de sécurité de celui-ci.

Mise en place de séances individuelles d'art thérapie :

Lors de la réunion avec l'équipe pluridisciplinaire, concernant la présentation et la mise en place du projet de l'atelier, il a été décidé d'un commun accord que la prise en charge serait individuelle. Elle semble, en effet, plus adaptée du fait de la complexité de la problématique de chacun des trois enfants désignés.
Chaque séance est divisée en séquences garants du cadre et donnant des repères et un rythme à la séance.

La durée d'une séance individuelle est d'environ 30 minutes :

Au vu des possibilités d'attention et de concentration propres à ce jeune public cela nous parait tout à fait adapté et approprié. Par la suite, il est toujours envisageable de modifier ou de réadapter la séance en fonction du comportement de l'enfant.

L'atelier d'art thérapie se déroule chaque jour durant toute la période de vacances scolaire concernée (par exemple, à la Toussaint cette période s'étalera sur 10 jours).

La fréquence des séances est quotidienne et, généralement, toujours aux mêmes horaires, ce qui permet à l'enfant d'avoir un repère temporel.

Les différentes périodes d'intervention de l'art thérapeute se déroulent sur 8 à 10 jours.

3)   Le déroulement de l'atelier d'art thérapie et ses objectifs

Chaque séance individuelle d'art thérapie est organisée autour de plusieurs séquences qui répondent chacune à des objectifs précis.

Le début de chaque séance sera, en quelque sorte, un temps d'accueil, d'accompagnement, afin d'arriver à établir un contact et d'instaurer un climat serein et sécurisant pour l'enfant.

La séance d'art thérapie se décompose en trois phases :

<u>**Phase 1**</u> : *libérer le corps de toutes tensions ou blocages et permettre à l'enfant d accéder   à une détente et un bien être corporel.*

La séance commence par un travail axé sur la respiration ventrale. L'objectif est d'amener l'enfant à prendre conscience du mécanisme respiratoire : la respiration doit être lente et profonde afin de lui permettre de (re)découvrir les différentes sensations corporelles que cela implique (l'ouverture thoracique, l'inspiration qui commence à la « pointe des pieds » et qui monte progressivement vers le thorax sans faire monter les épaules).   Par la suite l'enfant met ses propres mains sur son ventre afin qu'il prenne conscience que celui-ci se gonfle quand il inspire et qu'il se dégonfle quand il expire.

L'objectif de cet exercice respiratoire est d'arriver à ce que toutes tensions ou blocages corporels se dissipent et que l'enfant, progressivement,   ressente une

49

sensation de libération et de bien être corporel. L'enfant doit apprendre à prendre conscience de son corps à part entière et (re)découvrir les bonnes sensations corporelles en respirant profondément par le ventre.

Dans un deuxième temps l'art thérapeute entame différents exercices corporels :

- un travail au niveau des articulations (faire tourner ses poignets dans un sens puis dans l'autre, la même chose avec ses chevilles).
- Un travail sur l'ouverture de la bouche et les différents muscles qui s'y rattachent fausse mastication, ouverture verticale puis horizontale).
- Tourner lentement sa tête en l'imaginant lourde et complètement relâchée.
- Se tenir droit, les jambes légèrement écartées et plier sur les deux jambes en imaginant que ses deux pieds sont enracinés dans le sol (comme « un grand chêne enraciné dans un pré ») ce qui permet à l'enfant de se sentir plus stable, de trouver un certain équilibre dans le mouvement.
- Travail de coordination et de déplacement, vers la droite puis vers la gauche, en avant puis en arrière, avec des mouvements précis des bras et des jambes.

Dans ces exercices l'attention est portée à nouveau aux sensations corporelles, à la maîtrise du geste et contribue à la prise de conscience du corps à part entière et à l'utilisation de l'espace.

Ensuite, à l'aide d'un support musical l'art thérapeute montre une chorégraphie assez simple, adaptée à l'enfant, et lui propose d'essayer de la faire avec lui. L'objectif étant une continuité dans la recherche de bonnes sensations corporelles et de la prise de conscience de son corps mais, également, d'instaurer petit à petit une relation de confiance entre l'enfant et l'art thérapeute : la reproduction, le *mimétisme* et le fait de *faire ensembles* rassurent l'enfant. Il pense ne prendre aucun risque (par exemple : de se tromper, de ne pas y arriver…), cela lui permet de prendre confiance en lui en arrivant à faire ce qui lui ait demandé et d'en retirer une certaine satisfaction, fierté.

Le corps de l'enfant étant, à présent, plus détendu, l'art thérapeute va pouvoir aborder un travail sur la voix.

Phase 2 : *Renforcement de la prise de conscience du corps.*
La mise en place d'un exercice semi dirigé par l'art thérapeute contribue à établir une relation de confiance avec l'enfant et permet le développement de la confiance en soi et de l'autonomie.

Le corps de l'enfant étant, à présent, plus détendu, l'art thérapeute va pouvoir aborder un travail sur la voix.

Cette 2ème phase a la particularité d'aborder d'une façon plus pertinente la notion de relation. En effet l'art thérapeute va mettre en place un exercice qui sera semi dirigé c'est-à-dire : une première fois l'art thérapeute prendra la direction de l'exercice puis, ce sera au tour de l'enfant.

Cet exercice consiste en l'émission d'une note, sur une voyelle, et de la tenir un temps donné.

L'exercice demande une mise en pratique de la respiration ventrale abordée dans la phase précédente.

La note est donné par celui qui dirige, il choisit la voyelle et décide du temps de la durée de la note (arrêt précisé par un mouvement énergique des mains).

Cet exercice où l'enfant prend la direction permet une meilleure implication de celui-ci, il se sent valorisé du fait que l'art thérapeute l'écoute, lui fait confiance et fait ce qu'il attend de lui. La notion de relation de confiance entre l'enfant et l'art thérapeute s'établie progressivement.

On constate également que la notion de prendre l'initiative (de diriger l'exercice) de la part de l'enfant lui permet d'accéder vers une certaine indépendance, autonomie : il ne se trouve plus uniquement dans la reproduction ou le mimétisme par rapport à l'art thérapeute.

Dans un 2ème temps nous abordons un travail sur une vocalise. L'exercice se déroule sur une quinte montante puis descendante sur le mot « oui ». Cette deuxième activité renforce le travail, déjà abordé dans la phase 1, dans la recherche d'une prise de conscience du corps chez l'enfant. En effet elle lui donne accès à d'autres sensations corporelles ressentis à travers les vibrations produites par les sons et les résonances dans tout le corps.

Phase 3 : *La libération du corps et de l'esprit participe à la recherche d'un bien être corporel et permet d'accéder à la notion de « plaisir » sans danger*

Cette phase est certainement la plus ludique pour l'enfant car nous abordons, enfin, la notion de *chanter* dans sa globalité. Elle est, en quelque sorte, la synthèse et la mise en pratique du travail abordé dans les deux premières phases.

La démarche de l'art thérapeute n'est plus réellement dans la notion et l'apprentissage des différentes techniques qu'implique le chant mais, est plutôt centrée, à présent, sur le cheminement, l'investissement personnel de l'enfant pour y arriver.

L'art thérapeute propose différents chants, l'enfant choisit. Les choix musicaux doivent être adaptés en fonction des goûts de l'enfant afin de le motiver et d'obtenir une meilleure implication de celui-ci.

Dans un 2ème temps l'attention de l'enfant va être sollicitée par l'apprentissage de la mélodie (travail sur l'écoute et la concentration) et la mémorisation des paroles.

Dans une première démarche, l'art thérapeute chante avec l'enfant. Par la suite, il va essayer de créer les conditions qui permettront de lever les inhibitions, notamment, introduire un support musical. Le résultat obtenu sera une demande de la part de l'enfant à vouloir chanter *seul.* Par cette action l'enfant accède progressivement à une certaine autonomie vis-à-vis de l'art thérapeute qui contribue à un meilleur investissement personnel.

La notion de plaisir (sans danger) commence à apparaître, l'enfant est souriant et semble plus épanouie. Un sentiment de satisfaction, de fierté émane de lui.

« faire » pour « se faire plaisir ».

Chanter, permet de libérer des émotions cachées (blessures) qui entravent l'accès à un réel bien être corporel. Utiliser de nouveau ou autrement son corps permet à l'enfant de le réinvestir et d'accéder à la notion de plaisir en devenant acteur.

4) Les outils de l'art thérapeute au sein de l'atelier

Durant la 1ère période d'intervention de l'art thérapeute (vacances de la Toussaint) différentes activités artistiques sont proposées à l'enfant.

L'atelier d'art thérapie à dominante chant, propose différentes chansons puis introduit par la suite, un travail chorégraphique à la demande de l'enfant.

L'art thérapeute décide d'associer l'expression vocale à l'expression corporelle. L'association de ses deux techniques artistiques est mise en valeur dans un projet spécifique et original : La comédie musicale.

Ce projet ne prendra forme que sur la 2ème période d'intervention de l'art thérapeute.

4-1 Le protocole d'accompagnement thérapeutique est établi pour chaque enfant

Dans un premier temps, l'art thérapeute doit établir un état de base.

Après un certain nombre de séances et d'observation, l'art thérapeute constate divers éléments concernant l'enfant qui vont permettre de situer où sont ses difficultés, ses capacités et ainsi permettre de donner une orientation aux différentes activités dans les domaines de l'expression vocale et de l'expression corporelle.

L'état de base étant établi, l'art thérapeute détermine alors l'objectif thérapeutique général, dans ce cas précis, restaurer l'image du corps chez l'enfant maltraité.

Le nombre de séances est déterminé en fonction des différentes périodes d'intervention de l'art thérapeute (vacances de la Toussaint, Noël, Février et Pâques) Il est nécessaire pour déterminer le cheminement thérapeutique afin d'atteindre l'objectif fixé. L'art thérapeute, dans l'établissement du protocole de prise en charge, va donc mettre en évidence des objectifs généraux, ensuite adapter les moyens et les objectifs intermédiaires.

Les principaux objectifs de travail de l'art thérapeute :

- Favoriser et développer l'expression, la communication et la relation.
- Restaurer l'image du corps
- Prise de conscience de l'état du corps réel
- (Re)découverte d'un plaisir fonctionnel et kinesthésique
- Rétablir la notion de « plaisir » (de faire ou d'être)
- Contribuer à une revalorisation narcissique

Les différents sites d'action :

- Image du corps altérée
- Dévalorisation (blessure narcissique)
- Problèmes de coordinations dans les mouvements

- Clivage corps-esprit
- Dépendance
- Relations difficiles

4-2 <u>Une fiche d'ouverture[4] est établie pour chaque enfant au début de la prise en charge.</u>

- L'identifiant de l'enfant
- Les différents référents de l'enfant : mère SOS (ou aide familiale), éducateur, psychologue
- Nature et fréquence de la prise en charge
- Raison de la prise en charge
- Attente de l'équipe d'encadrement et éducative
- Attente de l'enfant
- Différents renseignements sur l'art en général : intérêts, pratiques…

4-3 <u>La fiche d'observation[5] est utilisée dès la 1ère séance, cependant elle évoluera jusqu'à la 2ème période d'intervention de l'art thérapeute</u>

La fiche d'observation de l'art thérapeute se compose de différentes rubriques. En tête de la fiche sont notées les généralités : identité de l'enfant, date, horaire et durée de la séance (30mn), numéro et nature de la séance (séance individuelle) et la technique dominante (le chant).

La fiche d'observation se divise ensuite en 5 catégories :

La dynamique de la séance qui concerne :

- Les exercices pratiqués durant la séance :des exercices corporels puis vocaux (décrits précédemment dans les différentes phases du déroulement de la séance et en détails).

---

[4] Se référer à l'annexe 1
[5] Se référer à l'annexe 2

- Les techniques employées : le chant (comme technique dominante) puis, par la suite, la danse comme technique associée à travers la Comédie musicale.

- Les méthodes employées : dirigée (l'art thérapeute aide l'enfant pendant l'activité), semi dirigée (il lui laisse plus d'autonomie), sous forme d'exercices ou de jeux.

- L'aspect abordé : l'expression vocale, l'expression corporelle, la communication, la relation.

Le comportement de l'enfant durant la séance :

- Son engagement et intérêt : oui, non, mitigé fait volontiers, subit, équilibré

- Sa compréhension des consignes :oui, non

- Son adaptation aux consignes : oui, non, plus ou moins

- Sa réaction aux exercices : actif, passif, mitigé réceptif, opposé, mitigé

- Langage (paroles): peu, beaucoup, équilibré

- Par rapport : à sa vie sur le pavillon
                à l'activité
                à lui-même

- Sa concentration : bonne, mauvaise, mitigé

La production :

- Nature de la production : art 1er, art 2nd

- Ses prises d'initiatives : inventions, initiatives et/ou reproduction, mimétisme

- Satisfaction par rapport à sa production vocale : oui, non, mitigé

- Par rapport à sa production corporelle : oui, non, mitigé

Implication dans l'activité :

- Fait preuve d'autonomie : oui, non, parfois

- Intérêt de l'enfant : (motivation, envie de faire) : oui, non, mitigé

- Equilibre entre vouloir/pouvoir : équilibré, moyen, mauvais

Le bilan de la séance :

- Description de la séance : la séance est décrite de manière détaillée et la plus objective possible.

- Eventuelles modifications à apporter : par exemple par rapport aux difficultés rencontrées par l'enfant.

- Items particuliers révélés à l'occasion de la séance : si oui, lesquels ?

On peut considérer l'observation comme la première étape de l'évaluation. C'est elle qui permet, par la suite, à l'art thérapeute d'établir ces différents tableaux d'évaluation.

4-4 <u>Des tableaux d'évaluation[6] se concrétisent dès la 2ème période d'intervention de l'art thérapeute</u>

Les différents tableaux d'évaluation de l'art thérapeute se mettent en place et se concrétisent dès la 2ème période d'intervention.

Plusieurs séances d'observation, de réflexion et d'analyse ont été nécessaires à l'art thérapeute afin de lui permettre d'adapter au mieux son outil d'évaluation par rapport aux objectifs thérapeutiques posés.

Les tableaux d'évaluation permettent de voir les différentes évolutions de l'enfant au cours des séances d'art thérapie individuelles.

Mise en place d'items généraux et d'items spécifiques à la problématique de l'enfant maltraité.

<u>Les items concernant l'implication de l'enfant dans l'expression vocale :</u>

- La concentration
- La mémorisation
- L'articulation et la diction
- Respecte le rythme
- La justesse
- La recherche du « beau » dans l'expression vocale
- La dynamique entre l'Art 1er et l'Art 2nd
- Chante seul (à sa demande)
- L'utilisation de la respiration ventrale

<u>Les items concernant l'implication de l'enfant dans l'expression corporelle :</u>

---

[6] Se référer à l'annexe 3

- La concentration
- La mémorisation des gestes
- La coordination dans les mouvements
- Danser en rythme
- Précision dans le geste
- Adaptation aux consignes
- Rapidité d'exécution
- Utilisation pertinente de l'espace
- Initiatives
- Recherche d'une gestuelle esthétique

Les items concernant le comportement de l'enfant durant la séance :

- Hésitant
- Audacieux
- Spontané
- Perturbé
- Concentré
- Déconcentré
- Rapide
- Lent
- Compréhension des consignes
- Capacité d'écoute
- Cohérence dans l'exécution
- Balancements nerveux des bras
- Démangeaisons nerveuses

Les items concernant « l'image de soi » :

- Satisfait de son travail

- S'autorise à prendre du plaisir dans ce qu'il accomplit
- Développement de la confiance en soi
- L'affirmation de soi

Les items concernant les capacités relationnelles de l'enfant :

- Dépendant
- Autonome
- Distrait
- Attentif
- Participation de l'enfant à l'activité
- Implication de l'enfant
- Relation/Art thérapeute

Les différents tableaux d'évaluation définis par l'art thérapeute sont remplis après chaque séance et pour chaque enfant de la prise en charge.

4-5 Des bilans seront transmis à l'équipe d'encadrement et aux éducateurs après chaque période d'intervention

Après chaque période passée sur le village (de 8 à 10 jours), l'art thérapeute transmet différents documents relatant son travail à l'équipe pluridisciplinaire.

- Un 1er document, qui retranscrit, dans un ordre chronologique, l'ensemble des bilans effectués à chaque fin de séance et pour chaque enfant. On y trouve une description et une analyse précise des différentes séances (« bilan », rubrique qui se situe à la fin de la fiche d'observation).

Cela permet à l'équipe d'avoir un premier aperçu du travail de l'art thérapeute et de l'évolution de l'enfant en fonction des résultats obtenus

- Un 2ème document où l'art thérapeute fait une analyse et une synthèse du 1er document à l'aide de ses différents outils d'évaluation (fiches d'observation et tableaux d évaluation établis pour chaque enfant).

- Un 3ème document, où il soumet à l'équipe pluridisciplinaire ses objectifs de travail pour l'intervention suivante.

Au travers de ses différents documents, l'équipe d'encadrement et l'équipe éducative peuvent constater les différentes stratégies mise en place par l'art thérapeute et l'évolution de l'enfant.

Les échanges et réunions entre l'équipe et l'art thérapeute permettent à ce dernier d'adapter au mieux son travail au sein de l'atelier (ses moyens et ses outils) et de fixer ses différents objectifs thérapeutiques pour l'intervention suivante en fonction de la prise en charge de chaque enfant.

4-6 Une fiche de clôture est établie à la fin de la prise en charge pour chaque enfant
et remise à l'équipe pluridisciplinaire

La fiche de clôture comprend une synthèse de la prise en charge, c'est-à-dire le commentaire, la comparaison et l'analyse de l'ensemble des mesures d'items et, le bilan général de la prise en charge de l'enfant.

C UNE ENFANT DE L'ATELIER D'ART THERAPIE EST RETENUE
POUR UNE ETUDE DE CAS

1) L'anamnèse de Lola permet de faire sa connaissance

Lola est une enfant de 7 ans, arrivée au village d'enfants SOS le 28-10-99 : elle est la 2ème de sa fratrie, celle-ci se composant de 4 filles et 2 garçons. Son père est incarcéré mais pas sa mère.

Lola avait 9 mois quand elle a été retirée de sa famille et placée sur décision judiciaire.

Diagnostique de la situation familiale :

- Carences éducatives
- Carences d'hygiène et de soin
- Violences conjugales
- Violences physiques du père
- Partage du lit conjugal avec les petites filles

Conclusion psychologique après évaluation :

Fratrie en grande souffrance avec violences physiques et verbales. Le lien fraternel est certes existant mais le fonctionnement en est pathogène. Un cercle vicieux s'est installé replongeant ainsi chacun des enfants dans leur passé et les empêchant de se construire une identité psychique individuelle suffisamment solide. Ils se détruisent plutôt que se construisent.

Evaluation psychologique du comportement de Lola :

Il est noté que Lola souffre de troubles psychomoteurs tels que : une hyperactivité *et des troubles spatio- temporels*.

Au niveau de la relation, Lola présente des difficultés de comportement au quotidien. Elle alterne des périodes de calme avec des périodes d'agitations. A la moindre contrariété ou frustration, Lola s'agite fortement. Cela se traduit par une grosse colère, accompagnée de cris, de pleurs et d'un langage vulgaire. Dans ces moments là elle est incontrôlable, il faut attendre qu'elle se calme. Néanmoins, il lui arrive d'être capable de respecter le cadre ou, au contraire, d'être dans la provocation et d'être à nouveau incontrôlable, par exemple, elle va se rouler par terre, cracher.

Avec les autres enfants, elle peut devenir violente physiquement et verbalement.

Avec ses frères et sœurs sur le village d'enfants, la relation est difficile (très souvent violence physique et/ou verbale).

En 2003, Lola est mise sous traitement médical afin d'arriver à la stabiliser : médicaments prescrits, le Concerta et le Risperdal.

En 2004, elle commence un traitement thérapeutique :
- Prescription de 3 séances par semaine au CMP* : une en thérapie individuelle, une en
   psychomotricité et une en thérapie de groupe.
- Séances chez une orthophoniste, 1fois par semaine.

En 2005, elle intègre l'hôpital de jour à raison de 2 jours par semaine plus 3 temps de scolarité réduits. Puis, par la suite, Lola ira 3 après midi par semaine à l'hôpital de jour et intégrera l'école primaire (au CP) à raison de 4 matinées par semaine en présence d'une auxiliaire de vie scolaire.

2) La prise en charge de Lola s'est déroulée en 26 séances individuelles

Il avait été décidé avec l'équipe pluridisciplinaire que, vu la problématique de cette jeune enfant, la prise en charge serait individuelle. Elle s'est déroulée sur les différentes périodes d'intervention de l'art thérapeute en fonction des vacances scolaires :

1ère période d'intervention :aux vacances de la Toussaint, 8 séances.

2ème période d'intervention :aux vacances de Noël, 4 séances.

3ème période d'intervention :aux vacances de Février, 8 séances.

4ème période d'intervention :aux vacances de Pâques, 6 séances.

2-1 Durant les séances de la 1ère intervention, l'observation de l'art thérapeute donne une 1ère image de ses difficultés et permet d'orienter les choix thérapeutiques

2-1-1 Les premières séances ont permis de déterminer un état de base

Lors de la 1ère d'intervention, l'objectif fixé est celui de l'observation pour permettre d'établir « un état de base » par la description et l'analyse de chaque séance. Ainsi des objectifs thérapeutiques pourront être définis en tenant compte de la problématique de l'enfant. En complément de ce travail une grille d'observation de base est remplie et sera adaptée en cohérence avec les objectifs déterminés après cette phase d'observation. L'objectif général étant la restauration de l'image du corps de Lola.

2-1-2 Description, observation et synthèse des séances individuelles

Description et observation de la 1ère séance :

Lola est contente d'être là mais est très agitée. Elle bouge tout le temps et passe son temps à se contorsionner dans tous les sens. Son grand plaisir est de se mettre sous la table ou la chaise. Elle parle beaucoup mais est souvent incompréhensible dû fait d'une très mauvaise prononciation. Quand elle chante on s'aperçoit qu'elle mémorise bien les paroles malgré son agitation constante. Je finis par arriver à la stabiliser durant 7 minutes en faisant un travail corporel puis vocal où je lui donne la direction de l'exercice une fois sur deux. Quand elle me parle des autres enfants du village c'est pour me faire remarquer qu'ils ne font pas bien !

Description et observation de la 2ème séance :

Cette fois ci Lola a su rester concentré et à peu près calme durant 15 minutes, je l'ai d'ailleurs félicitée .Elle m'a demandé en arrivant si j'avais vu Lili ce matin, elle semble beaucoup s'intéresser à ce que font les autres enfants avec moi, mais il n'y a eu aucune critique de sa part cette fois ci les concernant. Elle était contente d'être là et toujours avec un grand besoin de communication. Elle aime faire remarquer qu'elle connaît les exercices que l'on va faire ensembles, d'ailleurs elle apprécie beaucoup le fait que parfois je lui donne la possibilité de prendre la direction de l'exercice demandé.

Description et observation de la 3ème séance :

J'ai constaté que Lola n'était pas allée ni sous la chaise ni sous le bureau, je lui ai donc demandé pourquoi ? Elle m'a répondue qu'elle n'aimait pas y aller ! Aujourd'hui elle n'a voulu que chanter, danser ne l'intéressait pas, par contre, elle voulait que moi je danse. Elle trouvait cela joli mais ne voulait pas essayer de le faire Elle a voulu apprendre un nouveau chant. La prononciation s'est un peu améliorée .A la fin de la séance elle avait changé d'avis et voulait apprendre quelques petits déplacements corporels. Lola adore me faire constaté qu'il m'arrive de me tromper, néanmoins elle ajoute immédiatement que ce n'est pas grave que ça arrive !

Description et observation de la 4ème séance :

Aujourd'hui Lola a fait de gros efforts au niveau comportemental : elle a passé la séance soit debout face à moi, soit assise sur le canapé. Je l'ai d'ailleurs félicitée à ce sujet et elle a parue très contente d'elle. On a commencé la séance en discutant toute les deux de choses et d'autres. Puis je lui ai demandé pourquoi elle venait là, ce qu'elle attendait de moi. Au départ elle pensait être punie et que l'on avait décidé qu'elle devait venir pour apprendre à « se calmer ». Je lui ai répondue que cela n'avait rien à voir que je n'étais pas une punition et que d'ailleurs il me semblait que l'on passait de bons moments ensembles .Tout de suite elle a été d'accord avec moi me faisant même comprendre, avec ses propres mots, qu'en fait elle n'y croyait pas vraiment à cette explication de punition et que ça lui paraissait bizarre et que ce n'était pas possible. En conséquence, pour elle, elle était là pour chanter On a donc rechanté les choristes ensembles car Lola m'a expliqué qu'elle ne voulait pas chanter seule .Pas de danse aujourd'hui, elle n'avait pas envie.

Description et observation de la 5ème séance :

5 minutes après le début de la séance Lola m'annonce qu'aujourd'hui elle est un peu fatiguée mais elle me fait comprendre que ça ne changera rien à notre travail qu' elle m'en informe c'est tout. Quand on travaille la respiration ventrale elle m'apprend qu'elle l'a faite toute seule hier soir dans son lit, je constate d'ailleurs une petite amélioration.

On travaille le chant « Hello Dolly » elle veut bien chanter mais sans la musique, je lui demande si elle aime sa voix elle me répond non (pas d'autres explications de sa part).Pour le travail sur les choristes elle a chanté plusieurs fois seule avec la musique. A la fin de la séance je lui ai donné les paroles des Choristes et de Hello Dolly, elle était ravie, elle voulait également la musique, je prévois donc de lui donner par la suite un enregistrement de la chanson afin qu'elle puisse l'écouter chez elle.

Description et observation de la 6ème séance :

Au niveau de la respiration ventrale petite amélioration. Gros effort d'articulation de sa part .Pour la justesse je lui dit d'écouter plus attentivement « la musique » que je fais avec ma voix, je recherche avec elle l'esthétique vocale, je lui donne donc l'exemple et elle arrive un peu a modifier sa façon de chanter, à améliorer la couleur de sa voix, c'est-à-dire, à tendre vers une recherche esthétique : c'est la première fois que cela arrive : je la félicite et j'ai eu la sensation qu'elle en éprouvait une certaine fierté. Au niveau comportement il y a eu un grand changement je l'ai sentie plus calme, concentrée, restant en place : la seule agitation qu'elle a montré c'est au niveau des bras elle les balançait constamment tout en chantant .Je l'ai donc félicitée à nouveau et elle a souri avec un certain contentement.

Description et observation de 7ᵉᵐᵉ séance :

Lola est absente car elle a été punie par l'accueillante de son pavillon suite à une bêtise !
Etant donné la nature de son absence je décide d'en parler avec le Directeur du village le plus rapidement possible afin d'éclaircir certains points concernant cette absence…

Description et observation de la 8ᵉᵐᵉ séance :

Au début de la séance Lola est assez excitée, tout d'abord ce soir c'est « halloween » et elle a peur de ne pas y aller car ce matin je cite : « ça n'a pas très bien commencé » : pourquoi, lui dis je : « parce que j'ai pas été très sage et j'ai peur de ne pas avoir le droit de fêter halloween ». Je la rassure et lui dis qu'elle n'a qu'à rester sage et calme toute la journée et qu'il n'y aura pas de raison pour qu'elle soit punie. « Fais comme ici avec moi tu arrives très bien à essayer d'être plus calme et je suis sûre que tu peux y arriver », ça semble la rassurer. Ensuite, elle m'explique qu'elle n'est pas venue hier car ayant fait une bêtise elle a été punie et n'a pas eu le droit de venir à notre séance. Suite à son explication sur sa bêtise je lui explique que ce n'est pas terrible de donner des coups de pied et que la violence physique n'est pas une bonne chose, qu'elle essaye à ce moment là de trouver une autre solution à son problème pour le résoudre. Après un quart d'heure de discussion on commence à chanter. Elle chante seule « les choristes » et, pour la première fois, elle est restée calme (sans bouger) et concentrée durant 3 minutes. Je la félicite et je sens qu'elle est très fière de ce résultat vis-à-vis d'elle même. C'est la première fois depuis le début de mon travail que j'obtiens ce genre de résultat avec elle, j'ai ressentie une sorte de calme intérieur durant ces 3 minutes. J'explique à Lola que c'est notre dernière séance pour cette période et que je reviens sur les prochaines vacances. Elle me répond qu'elle sera contente de me revoir en décembre.

2-1-3 <u>Synthèse des séances individuelles d'art thérapie : (de la 1ère à la 8ème séances)</u>

L'importante agitation et la nervosité (essentiellement dans le comportement physique) de Lola ont quelque peu diminué progressivement pour arriver, à notre dernière rencontre, à un moment de calme complet (de 3 minutes), moment où elle me chantait la chanson des Choristes .Durant ce laps de temps j'ai ressentie une sorte de calme intérieur, de concentration de la part de l'enfant à vouloir essayer de « bien » faire. Résultat, Lola sembla en retirer une grande satisfaction vis-à-vis de son travail et un sentiment de fierté.

Concernant l'expression vocale, un travail sur la prononciation s'est instauré à chaque séance et une nette amélioration est apparue à partir de la 3ème séance jusqu'à la dernière.
Permettre à l'enfant de mieux s'exprimer et donc, d'être mieux comprise par son entourage me permet d'essayer d'amener Lola à une meilleure image d'elle-même en travaillant essentiellement sur la confiance en soi et l'affirmation de soi.

Le travail sur l'expression corporelle reste difficile car Lola présente de grosses difficultés au niveau coordination dans les mouvements et utilisation de l'espace.

Travail approfondi sur la concentration et l'implication de l'enfant. Au début Lola passait son temps à changer de sujets lorsque je lui montrais ou lui demandais quelque chose. Par la suite, son comportement s'est nettement amélioré:elle s'implique d'avantage dans l'activité et l'attention de l'enfant est de meilleure qualité. Elle semble plus en confiance vis-à-vis d'elle-même et commence à s'autoriser à prendre du plaisir dans ce qu'elle fait.

Au fil des séances s'instaure un climat de confiance et d'échanges multiples permettant l'accès à une certaine qualité relationnelle entre l'art thérapeute et l'enfant.

2-1-4   Les outils d'évaluation se précisent et se concrétisent pour la prochaine période d'intervention de l'art thérapeute

Toutes ces différentes observations et analyses permettent d'élaborer d'une façon pertinente les différents outils d'évaluation (notamment, les tableaux d'évaluation), en fonction de la problématique de cette jeune enfant, pour la période d'intervention suivante.

2-1-5   Les objectifs thérapeutiques sont posés et soumis à l'équipe pour la prochaine intervention de l'art thérapeute

La synthèse de l'ensemble des séances et les différentes grilles d'observations remplies après chaque séance, permettent de poser des objectifs thérapeutiques pour les vacances de Noël :

- Continuer le travail sur l'amélioration de l' articulation et de la diction
- Travail sur la respiration ventrale
- Arriver à une meilleure implication de Lola
- Amélioration de son comportement, c'est-à-dire, arriver à ce qu'elle reste calme et concentrée sur un temps plus long
- Continuer le rétablissement de la confiance en soi

2-2   Deuxième période d'intervention (vacances de Noël)

Cette période d'intervention ne comportera que 4 séances d'art thérapie individuelle, Lola n'ayant pas été disponible sur la totalité de mon séjour (rendez vous extérieurs, visites,...).

2-2-1 L'art thérapeute consulte le dossier de Lola

Suite à la période d'observation du 1er cycle de travail, je prends connaissance du dossier de Lola.

Il a été diagnostiqué des troubles psychomoteurs donnant une hyperactivité et des troubles spatio-temporels. Cela confirme mes constations et me permet d'ajuster mes objectifs thérapeutiques et mes outils d'évaluation définis précédemment.

Un travail plus approfondi sur les items suivants me semble plus adapté et pertinent : concernant le travail sur la prononciation et la diction, sur la coordination dans les mouvements et sur la cohérence dans l'exécution (donner un sens à ce que Lola entreprend).

2-2-2 Synthèses des séances individuelles d'art thérapie (de la 9ème à la 12ème séances)

La reprise de nos séances, après une coupure d'environ 2 mois, fut très révélatrice dans le comportement de Lola : je pourrais même ajouter que je n'ai pas « reconnue » la petite Lola de la Toussaint. Elle semble, à présent, beaucoup plus calme, sereine et concentrée. Parfois elle recommence à s'agiter, à se déconcentrer, mais, j'arrive, progressivement, et assez rapidement, à lui faire retrouver un certain calme intérieur et à s'impliquer, de nouveau, dans ce qu'elle fait.

Son changement de comportement permet d'accéder à des résultats d'une autre qualité du fait d'une meilleure concentration et implication de l'enfant dans ce qu'elle fait.

La prononciation et la diction : Lola est capable de faire de gros efforts, mais, très vite, elle retombe dans ses réflexes antérieurs et je dois, à chaque séance, lui demander de reprononcer telle ou telle phrase en articulant et en parlant moins vite.

Je lui explique, en rapport avec ce que je lui demande, qu'elle sera mieux comprise par son entourage et que cela lui permettra d'être entendue à sa juste valeur : elle me parle régulièrement de conflits qui semblent être dû au fait qu'on ne la comprend pas toujours (d'après « ses dires » bien sûr).

Concernant l'expression vocale Lola commence à se diriger petit à petit vers une recherche esthétique. Jusqu'à présent elle chantait sans aucun effort particuliers, à présent, elle cherche à chanter juste, à être en rythme, à ne pas se tromper dans les paroles. On la sent beaucoup plus impliquée dans ce qu'elle fait en recherche de « félicitations » de ma part.

Concernant l'expression corporelle, la coordination des mouvements de Lola s'est améliorée.

Elle semble prendre conscience progressivement d'une (re)découverte de sensations corporelles lui permettant d'accéder à une prise de conscience de son corps réel. Néanmoins beaucoup de travail reste à faire dans ce domaine la concernant.

En conclusion, je trouve que Lola prend, petit à petit, confiance en elle et en ce qu'elle produit lui permettant de ressentir de la fierté vis-à-vis d'elle-même. Comme exemple je prendrais notre 12ème séance :

« Lola voulait interpréter seule la chorégraphie et le chant de Hello Dolly. C'était la 1ère fois qu'elle manifestait le désir d'être seule à chanter et danser, sans soutien ou aide extérieur. Résultat, elle en a ressentie une très grande fierté, elle me l'a verbalisé plusieurs fois.

Sa demande m'a d'autant plus étonnée dans sa façon de la présenter : « s'il te plait je voudrais le faire toute seule, c'est bien la première fois qu'elle employait une formule de politesse à mon égard...

2-2-3 Les outils d'évaluation concernant cette deuxième période d'intervention

Séances	9ème	10ème	11ème	12ème
Hésitant	0	0	0	0
Audacieux	1	1	2	2
Spontané	2	2	2	2
Perturbé	2	1	1	1
Concentré	2	2	2	3
Déconcentré	2	2	2	1
Rapide	2	2	2	2
Lent	2	2	2	2
Compréhension des consignes	4	4	4	4
Capacité d'écoute	2	2	3	3
Cohérence dans l'exécution	1	1	1	1
Balancements nerveux des bras	3	3	2	2
Démangeaisons nerveuses	3	3	3	3

Notation d'évaluation : 1 à 4

Absence : abs

La compréhension des consignes est excellente malgré de grosses difficultés au niveau de la cohérence dans l'exécution.

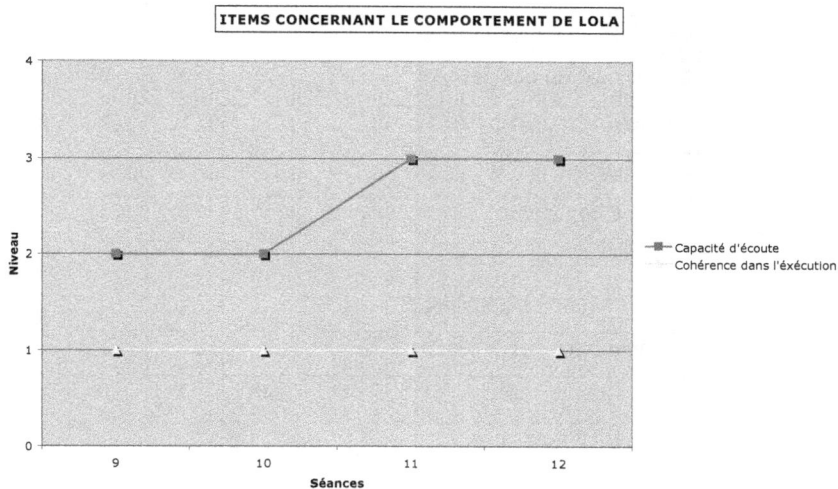

ITEMS CONCERNANT LE COMPORTEMENT DE LOLA

Dès la 10ème séance on constate que Lola semble moins perturbée ce qui va permettre une amélioration de sa capacité d'écoute et, on pourra observer, par la suite, une légère diminution des balancements nerveux de ses bra

ITEMS CONCERNANT L'EXPRESSION VOCALE DE LOLA

Séances	9ème	10ème	11ème	12ème
Capacité de concentration	2	2	3	3
Mémorisation des paroles	3	3	3	3
La diction et l'articulation	1	1	1	1
Sens du rythme	1	1	1	2
Chante juste	1	2	2	2
Recherche du « beau » dans l'expression vocale	1	1	2	2
Dynamique entre Art 1er et Art 2nd	1	1	2	2
Chante seule	0	0	1	1
Utilisation de la respiration ventrale	1	1	2	2

Notation d'évaluation : de 1 à 4

Absence : abs

On constate dès la 11ème séance une amélioration de l'utilisation de la respiration ventrale dans l'expression vocale.

Malgré des problèmes d'attention et de concentration, on peut constater, tout au long de cette période, que la mémoire de Lola, concernant plus précisément la mémorisation des paroles, est excellente.

Dès la 11ème séance Lola exprime le désir de vouloir chanter seule. C'est la première fois que l'initiative vient d'elle, jusqu'à présent les rares fois où cela se produisait c'était à ma demande.

ITEMS CONCERNANT L'IMPLICATION DE LOLA DANS L'EXPRESSION CORPORELLE

Séances	9ème	10ème	11ème	12ème
La concentration durant la séance	2	2	3	3
La mémorisation des gestes	1	1	2	2
La coordination dans les mouvements	1	1	1	1
Danser en rythme	1	1	1	1
Précision dans le geste	1	1	1	1
Adaptation aux consignes	1	1	2	2
Rapidité dans l'exécution	1	1	1	2
Utilisation pertinente de l'espace	1	1	1	1
Fait preuve d'initiatives	1	1	1	2
Recherche d'une gestuelle esthétique	1	1	1	2

Notation d'évaluation : 1 à 4   Absences : abs

Séance 11 et 12, on constate que la capacité de concentration de Lola continue d'évoluer et lui permet d'accéder à une légère amélioration dans la mémorisation gestuelle.

Lola fait de gros efforts pour s'adapter de plus en plus aux consignes de l'art thérapeute (amélioration constatée à partir de la 11ème séance).

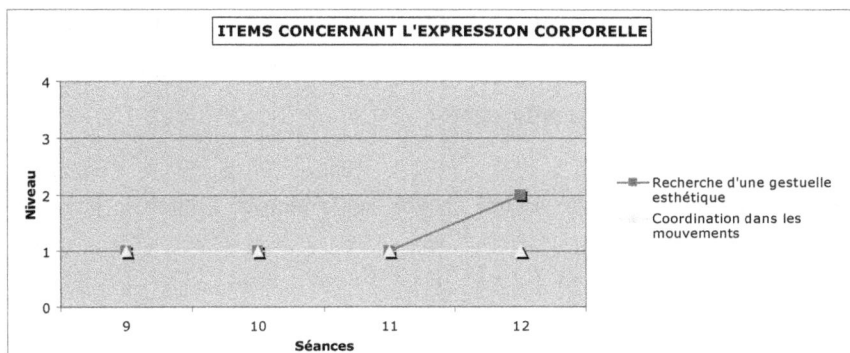

Concernant l'expression vocale :

Dès la 11ème séance Lola accède progressivement à une recherche esthétique dans l'expression vocale mais la prononciation reste assez médiocre

Concernant l'expression corporelle :

A la 12ème séance Lola fait preuve d'une réelle prise d'initiative : elle demande à danser seule. L'art thérapeute observe que l'enfant cherche à s'améliorer dans sa gestuelle esthétique malgré de grosses difficultés dans la coordination des mouvements.

ITEMS CONCERNANT L'IMAGE DE SOI

Séances	9ème	10ème	11ème	12ème
Satisfait de son travail	2	2	3	3
S'autorise à prendre du plaisir	2	2	2	2
Confiance en soi	2	2	3	3
Affirmation de soi	2	2	3	3

La facilité au niveau de la mémorisation des paroles, et, le fait que je l'en félicite régulièrement, est une des portes qui permet à Lola d'accéder à la notion de fierté et de satisfaction par rapport à sa production.

Le fait d'exprimer, à présent, vouloir chanter seule permet d'amorcer le début du travail sur l'affirmation de soi.

ITEMS CONCERNANT LES CAPACITES RELATIONELLES

Séances	9ème	10ème	11ème	12ème
Dépendant	2	2	2	2
Autonome	2	2	2	2
Distrait	2	2	1	1
Attentif	2	2	3	3
Participation à l'activité	2	2	3	3
Implication de l'enfant	2	2	3	3
Relation/Art thérapeute	3	3	3	3

Notation de l'évaluation : 1 à 4

Absences : abs

La participation à l'activité et la concentration de l'enfant évoluent de façon positive durant cette période de prise en charge.

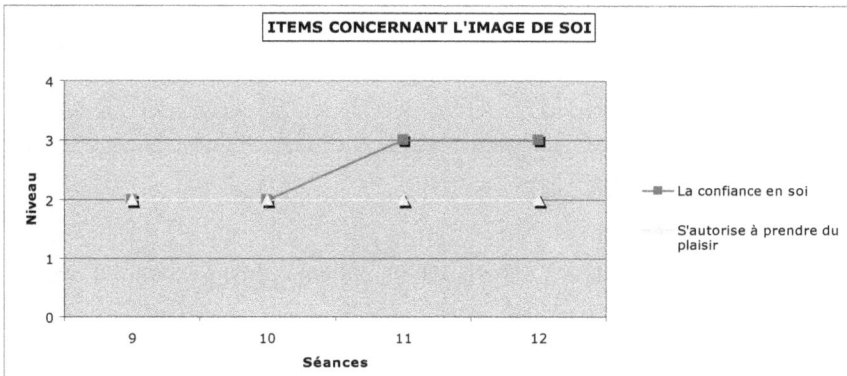

On peut constater que la confiance en soi commence à se rétablir, plus précisément dès la 11éme séance.

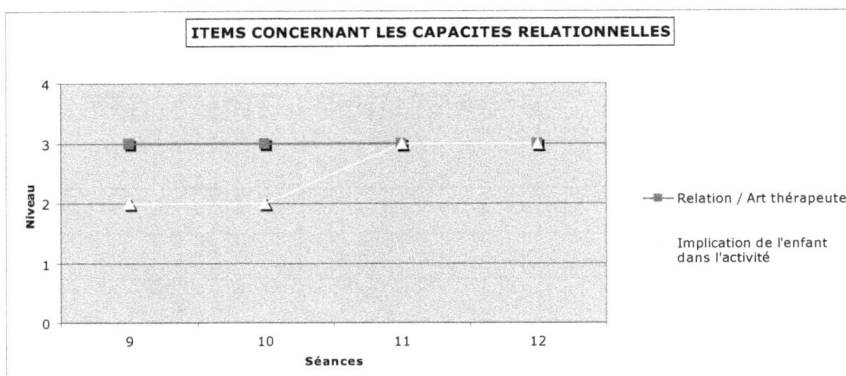

ITEMS CONCERNANT LES CAPACITES RELATIONNELLES

Dès la 11ème séance on a pu constater que Lola participait plus à l'activité demandée en étant plus attentive permet une meilleure implication personnelle de l'enfant.

L'implication de l'enfant est de meilleure qualité du fait d'une amélioration concernant la concentration et la participation de Lola à l'activité demandée.

L'évolution du comportement de Lola depuis le début de cette 2ème période de prise en charge a permis d'établir de bonnes relations entre l'enfant et l'art thérapeute.

2-2-4 <u>Les objectifs thérapeutiques sont posés et soumis à l'équipe pour la prochaine d'intervention de l'art thérapeute</u>

Travail sur la prononciation et l'articulation à continuer : lui permettre d'avoir plus confiance en elle, en ce qu'elle dit, ce qui permettra, dans un premier temps, à son entourage de mieux la comprendre.

Travail sur la respiration ventrale, toujours dans une recherche des bonnes sensations corporelles, sensations de bien être et de détente.

Travail sur la concentration et sur une recherche esthétique dans sa production vocale et/ou corporelle (faire du « beau » est le terme que j'emplois pour Lola).

2-2-5 Les objectifs thérapeutiques sont posés et soumis à l'équipe pour la prochaine d'intervention de l'art thérapeute

Travail sur la prononciation et l'articulation à continuer : lui permettre d'avoir plus confiance en elle, en ce qu'elle dit, ce qui permettra, dans un premier temps, à son entourage de mieux la comprendre.

Travail sur la respiration ventrale, toujours dans une recherche des bonnes sensations corporelles, sensations de bien être et de détente.

2-2-6 Les objectifs thérapeutiques sont posés et soumis à l'équipe pour la prochaine d'intervention de l'art thérapeute

Travail sur la prononciation et l'articulation à continuer : lui permettre d'avoir plus confiance en elle, en ce qu'elle dit, ce qui permettra, dans un premier temps, à son entourage de mieux la comprendre.

Travail sur la respiration ventrale, toujours dans une recherche des bonnes sensations corporelles, sensations de bien être et de détente.

Travail sur la concentration et sur une recherche esthétique dans sa production vocale et/ou corporelle (faire du « beau » est le terme que j'emplois pour Lola).

2-3 Troisième période d'intervention (vacances de Février)

Les séances d'art thérapie sont au nombre de 8 durant cette période.

2-3-1 Synthèse des séances individuelles d'art thérapie (de la13^{ème} à la 20ème séance)

Coté comportement il y a une nette amélioration. Lola arrive, pratiquement à chaque début de séance, plus ou moins agitée mais, très vite, elle semble s'apaiser et fait preuve d'une volonté de concentration. Parfois, je la trouve même trop « sérieuse » ou, peut être, trop « soucieuse » d'y arriver correctement, je lui fait donc régulièrement remarquer que le chant doit rester un plaisir, un moment de bien être : « n'oublie pas de sourire ! ».

Je pense que cette attitude est du fait qu'elle cherche à bien faire, pour elle le chant c'est du « sérieux » et, je crois qu'elle a un grand besoin d'être encouragée et félicitée dans son travail (cela l'a rassure et lui permet d'avoir plus confiance en elle).

Coté prononciation Lola continue à progresser : à présent, elle est capable d'avoir une bonne diction et articulation en chantant mais, celles-ci redeviennent de moins bonne qualité dès qu'elle parle. (sa mère SOS m'a d'ailleurs fait la même remarque).

Mon travail sur la confiance en soi en vue d'une meilleure affirmation de soi évolue progressivement :Lola fait preuve d'une plus grande confiance en elle et d'une meilleure implication personnelle dans ce qu'elle entreprend et les résultats obtenus en sont la preuve. De plus, depuis Noël, je la ramène systématiquement sur son pavillon après nos séances ce qui a permis de créer un réel climat de confiance entre nous et, d'éviter une trop « brusque » coupure entre notre séance et son retour à sa vie quotidienne (sa mère SOS apprécie beaucoup cette initiative et pense que c'est très important pour le bien être et l'équilibre Lola).

Concernant ses démangeaisons nerveuses, ses balancements de bras et ses différentes douleurs corporelles, je pense que c'est une façon d'attirer mon attention, elle a besoin constamment d'être rassurée, de sentir que l'on s'occupe d'elle, qu'on lui fait confiance et que l'on croit en ce qu'elle fait. Ces différentes manifestations nerveuses ont tendance à s'estomper lorsque l'implication de l'enfant est de meilleure qualité.

2-3-2 Les outils d'évaluation concernant cette troisième période d'intervention

ITEMS CONCERNANT LE COMPORTEMENT DE LOLA DURANT LA SEANCE

Séances	13ème	14ème	15ème	16ème	17ème	18ème	19ème	20ème
Hésitant	0	0	0	0	0	abs	0	0
Audacieux	2	2	2	2	3	abs	3	3
Spontané	2	2	2	2	3	abs	3	3
Perturbé	2	2	1	2	1	abs	0	0
Concentré	2	2	3	3	3	abs	3	3
Déconcentré	2	2	1	1	1	abs	1	1
Rapide	3	3	3	3	3	abs	3	3
Lent	0	0	0	0	0	abs	0	0
Compréhension des consignes	4	4	4	4	4	abs	4	4
Capacité d'écoute	2	2	3	3	3	abs	3	3
Cohérence dans l'exécution	1	1	2	2	2	abs	2	2
Balancements nerveux des bras	2	2	2	2	1	abs	1	0
Démangeaisons nerveuses	3	3	1	2	0	abs	0	0

Notation d'évaluation : 1 à 4   **Absence : abs**

Lola semble de moins en moins perturbée pour ne plus l'être du tout dès la 19ème séance. Les différentes manifestations nerveuses (balancements des bras, démangeaisons) diminuent progressivement pour disparaître dans les dernières séances.

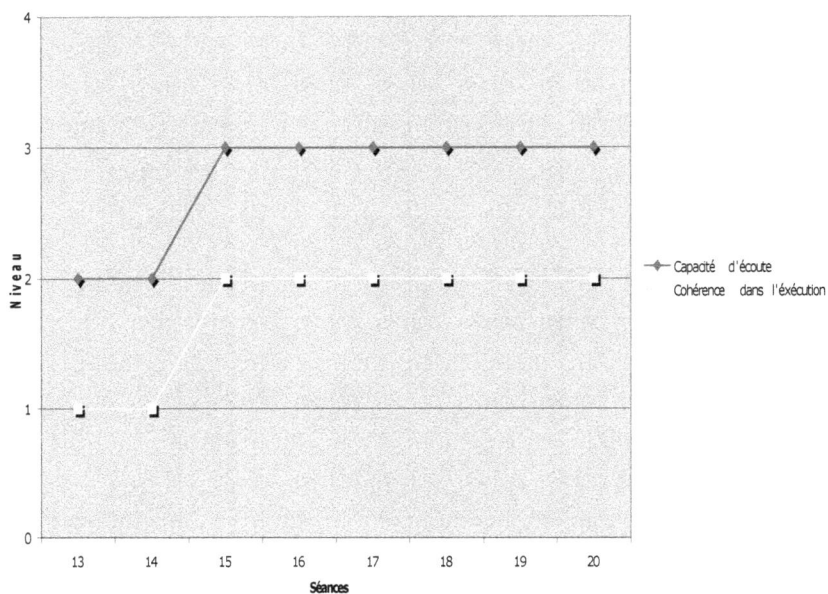

ITEMS CONCERNANT LE COMPORTEMENT DE LOLA

Légende :
- Capacité d'écoute
- Cohérence dans l'éxécution

Les diverses améliorations au niveau du comportement de Lola permettent une capacité d'écoute de meilleure qualité.

Une certaine cohérence dans l'exécution commence à s'élaborer dès la 15ème séance du fait de la persévérance dont fait preuve l'enfant depuis le début de cette 2ème période.

ITEMS CONCERNANT L'EXPRESSION VOCALE DE LOLA

Séances	13ème	14ème	15ème	16ème	17ème	18ème	19ème	20ème
Capacité de concentration	3	3	3	3	3	abs	3	3
Mémorisation des paroles	3	3	3	3	3	abs	3	3
La diction et l'articulation	2	2	2	2	3	abs	3	3
Sens du rythme	2	2	2	2	2	abs	2	2
Chante juste	2	2	2	2	2	abs	2	3
Recherche du « beau » dans l'expression vocale	1	2	2	2	2	abs	2	2
Dynamique entre Art 1er et Art 2nd	2	3	3	2	2	abs	2	2
Chante seule	1	1	2	2	3	abs	3	3
Utilisation de la respiration ventrale	1	1	2	2	1	abs	2	2

Notation d'évaluation : de 1 à 4   **Absence : abs**

Dans les deux premières séances Lola semble avoir du mal à retrouver le niveau acquis, précédemment, dans l'utilisation de la respiration ventrale : elle y parviendra à partir de la 15ème séance.

La volonté de vouloir chanter seule progresse de façon équilibrée tout au long des séances. A partir de la 17ème séance Lola souhaite, la plupart du temps, chanter seule sans aide ou soutien de ma part.

ITEMS CONCERNANT L'IMPLICATION DE LOLA DANS L'EXPRESSION CORPORELLE

Séances	13ème	14ème	15ème	16ème	17ème	18ème	19ème	20ème
La concentration durant la séance	3	3	3	3	3	abs	3	3
La mémorisation des gestes	3	3	3	3	3	abs	3	3
La coordination dans les mouvements	1	1	1	2	2	abs	2	2
Danser en rythme	1	2	2	2	1	abs	1	2
Précision dans le geste	1	1	1	2	2	abs	2	2
Adaptation aux consignes	3	3	3	3	3	abs	3	3
Rapidité dans l'exécution	3	3	3	3	3	abs	3	3
Utilisation pertinente de l'espace	1	1	1	1	1	abs	1	1
Fait preuve d'initiatives	2	2	2	2	2	abs	3	3
Recherche d'une gestuelle esthétique	1	1	1	2	2	abs	2	2

Notation d'évaluation : 1 à 4   **Absences : abs**

On constate que Lola, à présent, fait preuve régulièrement de prises d'initiatives : Dans le choix des exercices, dans sa décision de danser seule,..

Concernant l'utilisation pertinente de l'espace, aucune amélioration (rappel : Lola souffre d'importants troubles psychomoteurs).

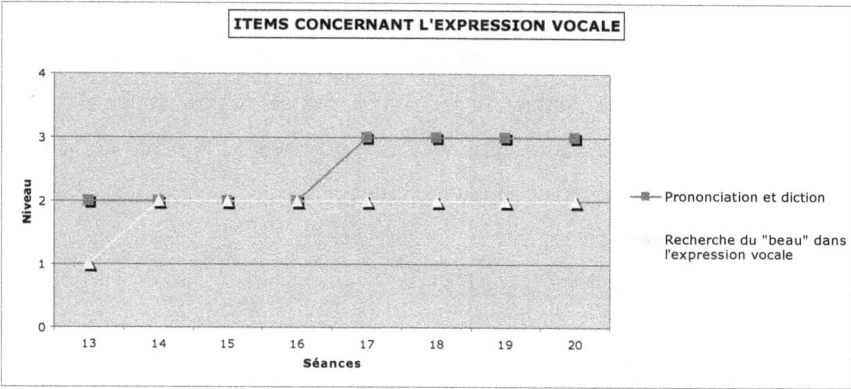

ITEMS CONCERNANT L'EXPRESSION VOCALE

On note que la diction et l'articulation s'améliorent, d'autant plus dès la 17ème séance : A présent, la diction de Lola dans l'expression vocale est de bonne qualité.

Cette évolution lui permet, à présent, de se diriger progressivement, vers une recherche esthétique dans l'expression vocale (recherche du « beau »).

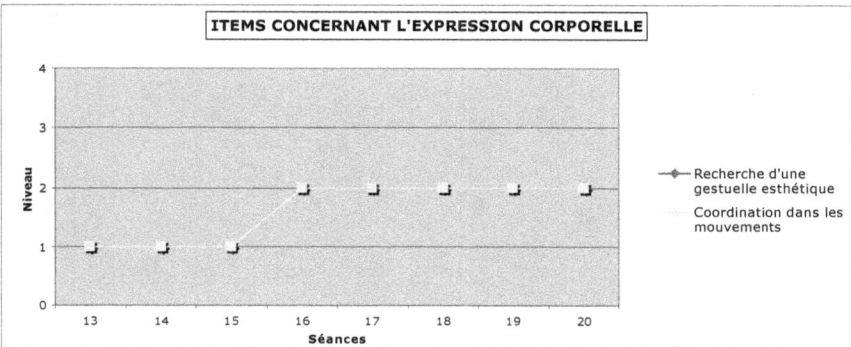

ITEMS CONCERNANT L'EXPRESSION CORPORELLE

On constate sur l'ensemble des séances que la capacité de concentration de Lola s'est nettement améliorée et installée de façon régulière. Cet état de fait lui permet une évolution au niveau de la coordination dans les mouvements dansés ainsi que qu'une recherche esthétique dans ce qu'elle produit : plus précisément à partir de la 16ème séance et ce, jusqu'à la fin de cette période de prise en charge

ITEMS CONCERNANT L'IMAGE DE SOI

Séances	13ème	14ème	15ème	16ème	17ème	18ème	19ème	20ème
Satisfait de son travail	2	2	3	3	3	abs	3	3
S'autorise à prendre du plaisir	2	2	2	2	2	abs	3	3
Confiance en soi	2	2	2	2	2	abs	3	3
Affirmation de soi	2	2	2	2	2	abs	3	3

L'évolution de Lola vers une image de soi positive fait son chemin progressivement tout au long de cette période de prise en charge et lui permet de s'affirmer de plus en plus dans un climat de sécurité et de confiance.

ITEMS CONCERNANT LES CAPACITES RELATIONELLES

Séances	13ème	14ème	15ème	16ème	17ème	18ème	19ème	20ème
Dépendant	2	2	2	2	1	abs	1	1
Autonome	2	2	2	2	3	abs	3	3
Distrait	3	2	2	2	1	abs	1	1
Attentif	1	2	2	2	3	abs	3	3
Participation à l'activité	3	3	3	3	3	abs	3	3
Implication de l'enfant	2	2	2	2	3	abs	3	3
Relation/Art thérapeute	3	3	3	3	3	abs	4	4

Notation de l'évaluation : 1 à 4

Absences : abs

Lola est de plus en plus attentive à ce qui lui est demandée ou à ce qui se passe dans la séance et se dirige, progressivement, vers la notion d'autonomie. Elle se détache petit à petit de sa dépendance vis-à-vis de l'art thérapeute, tant dans sa réalisation que dans sa réflexion.

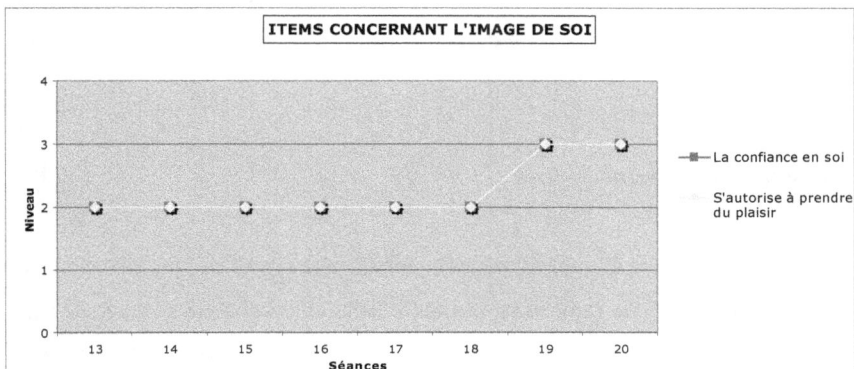

Lola continue sa progression vers une certaine satisfaction de son travail et commence, enfin, à pouvoir accéder à la notion de plaisir dans sa façon d'être ou de faire (« faire pour se faire plaisir »).

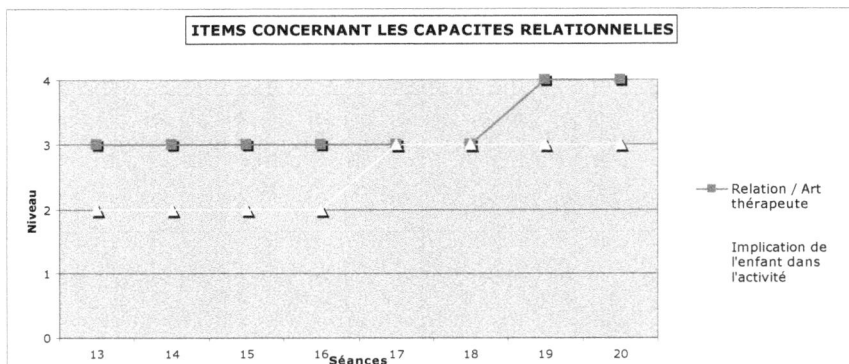

ITEMS CONCERNANT LES CAPACITES RELATIONNELLES

Lola participe et s'implique de façon plus pertinente dans les différentes activités demandées.

Sa relation à l'art thérapeute est, à présent, d'une grande qualité de part la richesse de sa communication (pluralité d'échanges) que dans l'installation d'un respect mutuel.

2-3-3 Un premier échange entre l'art thérapeute et la mère SOS de Lola

L'objectif de cette démarche pour l'art thérapeute, est d'obtenir des informations concernant d'éventuelles répercussions de son travail sur le comportement de Lola dans sa vie quotidienne.

Concernant son comportement en général :

Sa mère SOS la trouve plus calme, notamment lorsqu'elle rentre de nos séances. Le fait d'avoir pris l'initiative de ramener moi-même Lola après chaque séance sur son pavillon, est très appréciée par la mère SOS. Elle est persuadée que cela est dans l'intérêt de l'enfant et que cela permet d'éviter une rupture trop brutale entre l'atelier d'art thérapie et le retour à la vie quotidienne de Lola. Du temps où l'enfant rentrait avec sa soeur, le plus souvent, elle devenait insupportable, incontrôlable : le changement de comportement était spectaculaire.

Sa mère SOS, à présent, la laisse venir me retrouver seule. Quand il arrive que Lola doive attendre la fin de ma séance avec un autre enfant, elle est capable de rester assise dans le couloir tranquillement.

Concernant son comportement psychologique :

Lola semble avoir acquis plus de confiance en elle et une certaine fierté dans ce que nous faisons ensembles. Quand il arrive qu'elle danse ou chante devant sa mère SOS ou des amis, Lola fait preuve de calme et de concentration : la mère SOS trouve qu'il émane une certaine sereinité de la part de la jeune fille.

Concernant la diction, l'articulation de Lola :

La mère SOS trouve qu'elle a fait d'énormes progrès, elle a pu constater que, lorsque Lola chante, la prononciation est à présent excellente, contrairement à quand elle parle où on ne constate pratiquement pas d'amélioration.

Concernant la mémorisation des paroles :

La mère SOS est très surprise de constater que Lola n'a eu aucun problème de mémoire concernant les paroles des différents chants appris. Elle s'en étonne car la petite aurait de gros problèmes scolaires dû, paraît il, à un problème de mémoire...

PS : Je tiens à préciser que les rares fois où Lola fut punie, en étant privée de ses séances d'art thérapie, cette décision n'émanait pas de sa mère SOS mais de l'aide familiale qui remplaçait celle-ci lors de ses congés.

2-3-4 Objectifs thérapeutiques posés et soumis à l'équipe pour la prochaine intervention de l'art thérapeute

Continuer mon travail sur la prononciation : elle est bonne en chantant, arriver au même résultat avec sa voix parlée.

Au niveau comportement : diminuer, voir même supprimer, ses différentes manifestations nerveuses (démangeaisons diverses, balancements des bras, douleurs corporelles diverses) en améliorant la qualité de l'implication de l'enfant dans les différentes activités proposées.

Continuer mon travail sur les notions de confiance en soi et d'affirmation de soi.
Arriver à ce qu'elle se sente totalement sécurisée, rassurée et mise en confiance lors de nos séances.
Peut être lui donner la possibilité d'arriver à prendre plus d initiatives, afin de lui permettre de se détacher progressivement du mimétisme et de la reproduction, état dans lequel elle se trouve fréquemment.

2-4 Quatrième période d'intervention qui aboutira à la fin de la prise en charge de Lola

Les séances sont au nombre de six durant cette dernière période d'intervention de l'art thérapeute dans la prise en charge de Lola.

2-4-1 Synthèses des séances individuelles d'art thérapie (de la 21ème à la 26ème séance)

Après deux mois sans se voir, Lola est ravie de me retrouver. Je la trouve « changée » au niveau comportemental bien sûr, mais, aussi, du fait qu'elle semble plus sereine et plus épanouit. Durant ces six dernières séances elle fait preuve d'une grande volonté d'y arriver tant dans sa participation à l'activité que dans son implication personnelle. Je constate qu'elle est de plus en plus dans une recherche esthétique qu'auparavant et qu'elle parait avoir assimiler une grande partie des différentes techniques artistiques que je lui ai enseignée durant toute cette prise en charge.

J'ai modifié quelque peu notre façon de travailler en lui permettant de prendre « la direction » de nos exercices habituels. Cela lui a permis d'affirmer ses connaissances et son savoir faire (notamment dans l'expression vocale) l'amenant à une plus grande prise d'initiative et d'accéder progressivement à une certaine autonomie.

Je constate également que Lola est beaucoup plus souriante, moins angoissée à l'idée de ne pas y arriver. Un sentiment de fierté s'installe progressivement contribuant à un renforcement de la confiance en soi et de l'affirmation de soi.

Ses différentes manifestations nerveuses s'estompent petit à petit, son attention se rapporte plus, à présent, sur ce qu'elle est entrain de faire ou d'essayer de faire.
Le peu de fois où j'ai commencé à chanter avec elle, très vite elle a manifesté le désir de le faire seule sans soutien ou aide de ma part. On constate donc que le besoin d'autonomie s'installe progressivement et que l'implication personnelle de l'enfant évolue de façon très positive.

A présent, l'art thérapeute constate avec plaisir, qu'à certains moments de la séance, le visage de Lola exprime fierté et plaisir pendant sa prestation (vocale ou corporelle).

2-4-2 Les outils d'évaluation concernant cette dernière période d'intervention

ITEMS CONCERNANT LE COMPORTEMENT DE LOLA DURANT LA SEANCE

Séances	21ème	22ème	23ème	24ème	25ème	26ème
Hésitant	0	0	0	1	0	0
Audacieux	2	2	2	1	2	2
Spontané	3	3	3	1	3	3
Perturbé	0	0	0	1	0	0
Concentré	3	3	3	2	3	3
Déconcentré	1	1	1	2	1	1
Rapide	3	3	3	1	3	3
Lent	0	0	0	1	0	0
Compréhension des consignes	4	4	4	4	4	4
Capacité d'écoute	3	3	3	2	3	3
Cohérence dans l'exécution	2	2	2	1	2	2
Balancements nerveux des bras	1	1	0	3	0	0
Démangeaisons nerveuses	1	1	1	3	1	0

Notation d'évaluation : 1 à 4   **Absence : abs**

Lola laisse de plus en plus sa spontanéité naturelle ressortir et semble moins perturbée au niveau de son comportement général. A présent elle est capable de reporter plus particulièrement son attention et sa concentration sur ce qu'elle entreprend. Cela entraîne d'ailleurs une diminution de ses différentes manifestations nerveuses d'une façon plus continue.

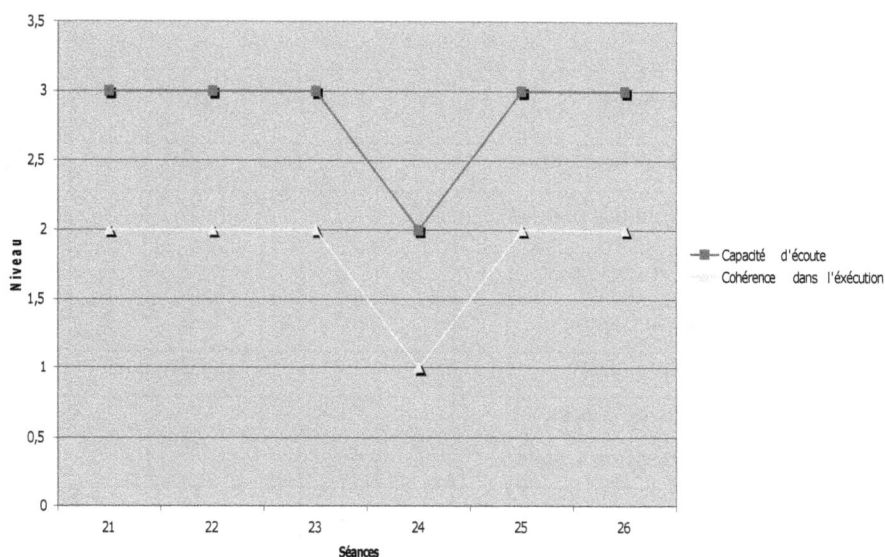

ITEMS CONCERNANT LE COMPORTEMENT DE LOLA

On constate une baisse générale à la 24ème séance du fait, je pense, que Lola est arrivée très fatiguée et avec peu d'entrain ce jour là

Concernant le reste des séances de cette période de prise en charge, la cohérence dans l'exécution reste néanmoins assez faible malgré une capacité d'écoute de bonne qualité et une volonté de la part de l'enfant de vouloir « bien faire ».

ITEMS CONCERNANT L'EXPRESSION VOCALE DE LOLA

Séances	21ème	22ème	23ème	25ème	26ème
Capacité de concentration	3	3	3	3	3
Mémorisation des paroles	3	3	3	3	3
La diction et l'articulation	3	3	3	3	3
Sens du rythme	2	2	2	2	2
Chante juste	2	2	2	3	3
Recherche du « beau » dans l'expression vocale	3	3	3	3	3
Dynamique entre Art 1er et Art 2nd	2	2	2	2	2
Chante seule	3	3	3	3	3
Utilisation de la respiration ventrale	2	2	2	2	2

Notation d'évaluation : de 1 à 4　　　　　　　**Absence : abs**

La volonté de chanter seule est, à présent, un fait établie : Lola ne souhaite plus soutien ou aide de ma part.

La recherche du « beau » dans l'expression vocale évolue d'une façon très positive et permet à Lola d'accéder plus facilement à la justesse.

La recherche esthétique s'est imposée à Lola comme nécessaire à sa production dans une recherche de bien « faire ».

ITEMS CONCERNANT L'IMPLICATION DE LOLA
DANS L'EXPRESSION CORPORELLE

Séances	21ème	22ème	23ème	24ème	25ème	26ème
La concentration durant la séance	3	3	3	2	3	3
La mémorisation des gestes	3	3	3	1	3	3
La coordination dans les mouvements	2	2	2	1	2	2
Danser en rythme	2	2	2	2	2	2
Précision dans le geste	2	2	2	1	2	2
Adaptation aux consignes	3	3	3	2	3	3
Rapidité dans l'exécution	3	3	3	1	3	3
Utilisation pertinente de l'espace	1	1	1	1	1	1
Fait preuve d'initiatives	2	2	2	1	2	2
Recherche d'une gestuelle esthétique	3	3	3	1	3	3

Notation d'évaluation : 1 à 4   **Absences : abs**

Concernant la dynamique entre l'art 1er et l'art 2nd, malgré des efforts continus de Lola, il lui est très difficile d'accéder à l'art 2nd. Elle semble avoir de grosses difficultés au niveau de ses capacités artistiques surtout dans le domaine de l'expression corporelle. A ce sujet on constate que l'enfant n'arrive pratiquement pas à évoluer dans l'utilisation pertinente de l'espace.

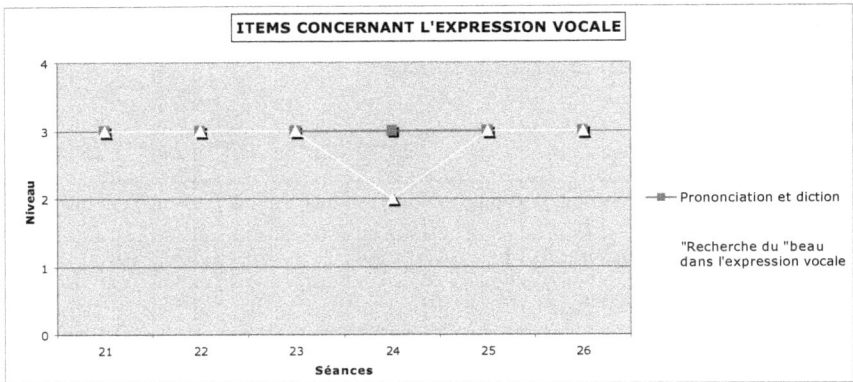

ITEMS CONCERNANT L'EXPRESSION VOCALE

Lola a acquis un bon niveau concernant l'articulation et la diction qu'elle maintiendra jusqu'à la fin de la prise en charge.

La recherche du « beau » dans l'expression vocale évolue d'une façon très positive et permet à Lola d'accéder plus facilement à la justesse.

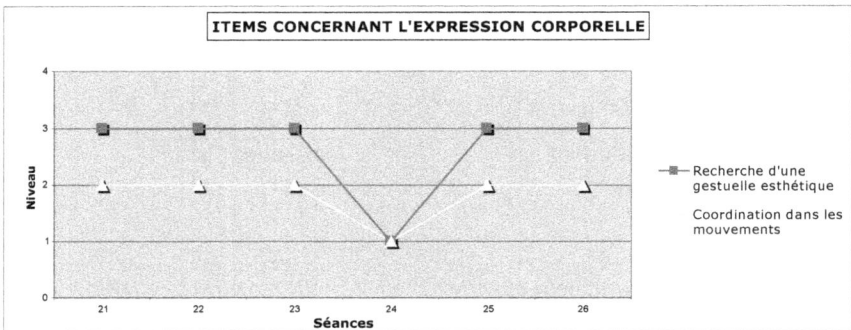

ITEMS CONCERNANT L'EXPRESSION CORPORELLE

La recherche d'une gestuelle esthétique s'est améliorée et s'est imposée à Lola comme nécessaire à sa production artistique.

L'évolution acquise précédemment dans la coordination des mouvements reste stable, une légère baisse est constatée lors de la 24ème séance du à la fatigue de l'enfant ce jour là.

ITEMS CONCERNANT L'IMAGE DE SOI

Séances	21ème	22ème	23ème	24ème	25ème	26ème
Satisfait de son travail	3	3	3	3	3	3
S'autorise à prendre du plaisir	3	3	3	2	3	3
Confiance en soi	3	3	3	2	3	3
Affirmation de soi	3	3	3	2	3	3

Les notions de confiance en soi et d'affirmation de soi ont évolué de façon positive et semblent se stabiliser, ce qui permet à Lola d'accéder, plus facilement à un sentiment de satisfaction vis-à-vis de son travail.

ITEMS CONCERNANT LES CAPACITES RELATIONELLES

Séances	21ème	22ème	23ème	24ème	25ème	26ème
Dépendant	1	1	1	2	1	1
Autonome	3	3	3	2	3	3
Distrait	0	0	0	1	0	0
Attentif	3	3	3	2	3	3
Participation à l'activité	3	3	3	2	3	3
Implication de l'enfant	3	3	3	2	3	3
Relation/Art thérapeute	4	4	4	4	4	4

Notation de l'évaluation : 1 à 4

Absences : abs

L'apprentissage de l'autonomie fait son chemin et Lola manifeste de moins en moins une demande d'aide ou de soutien de ma part dans quelques activités que ce soit. Néanmoins elle reste dans une recherche importante de d'approbation et de félicitation de ma part.

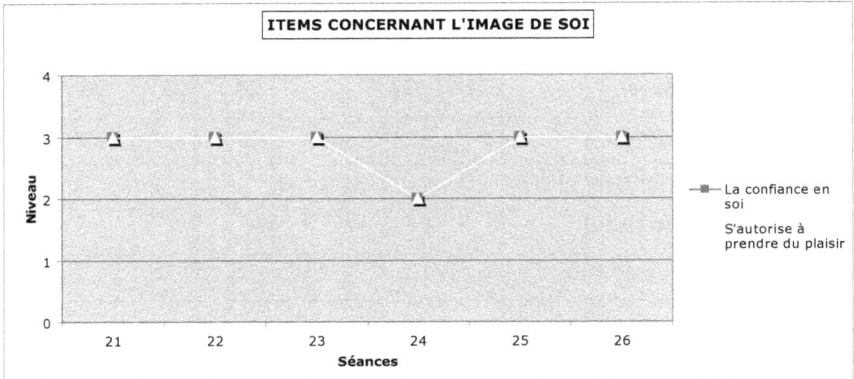

ITEMS CONCERNANT L'IMAGE DE SOI

La notion de confiance en soi s'étant stabilisée, Lola s'autorise dorénavant, plus facilement et de façon plus régulière, à prendre du plaisir dans ce qu'elle produit (vocalement ou corporellement).

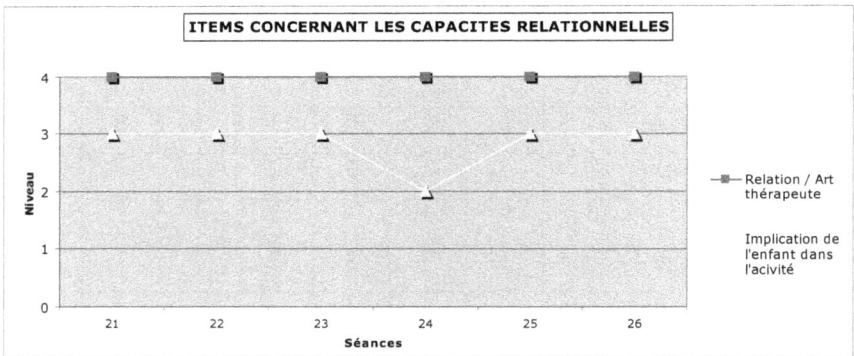

ITEMS CONCERNANT LES CAPACITES RELATIONNELLES

La participation de Lola à l'activité est active et son implication personnelle de très bonne qualité.

Sa relation avec l'art thérapeute reste excellente, riche d'échanges divers et de réflexion.

2-4-3 <u>Un deuxième échange entre l'art thérapeute et la mère SOS de Lola</u>

Lors de notre discussion, la mère SOS de Lola me fait part de l'effet positif qu'a l'art thérapie sur le comportement de l'enfant. Elle m'explique qu'au départ il était question que Lola aille en hôpital de jour durant les vacances scolaires, mais, au vu de l'évolution du comportement de celle ci durant les vacances de la Toussaint (notamment le fait d'être plus calme et moins dans la violence ou l'agressivité envers les autres), il a été décidé par la suite qu'elle n'irait pas. E n contre partie elle a donc pu continuer sa prise en charge en art thérapie.

La mère SOS de Lola me fait part d'un évènement important qui s'est produit durant les vacances de pâques pendant la prise en charge de la jeune fille : Lola ne pouvait jamais se projeter dans l'avenir, prévoir quelque chose à l'avance hors, le matin de notre 23ème séance, elle annonce à sa mère SOS qu'en fin d'après midi elle aura besoin de porter une jupe pour venir à notre séance. Lola explique que dans la chorégraphie d'Hello Dolly elle a besoin d'une jupe pour « tourner » !
Sa mère SOS en fut très étonnée et est persuadée que cela vient des bienfait de nos séances d'art thérapie : cela ne s'était jamais produit auparavant (elle s'occupe de Lola depuis son arrivée au village).

3) Le bilan de la prise en charge de Lola permet de valider l'hypothèse

3-1 <u>Evolution tout au long de la prise en charge</u>

Deux tableaux récapitulatifs nous permettent d'avoir une vue d'ensemble de l'évolution de cette jeune enfant, tout au long de la prise en charge thérapeutique.

<u>Premier tableau concernant l'évolution du comportement de Lola durant toute la prise en charge :</u>

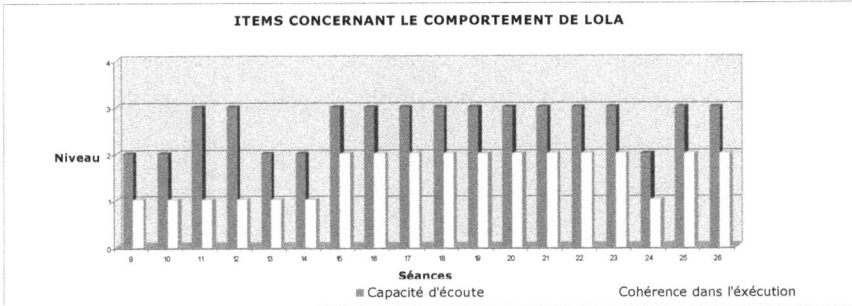

ITEMS CONCERNANT LE COMPORTEMENT DE LOLA

Capacité d'écoute   Cohérence dans l'éxécution

Un deuxième tableau reprenant l'ensemble des items de l'évaluation de la prise en charge thérapeutique, durant les différentes périodes d'intervention de la stagiaire art-thérapeute :

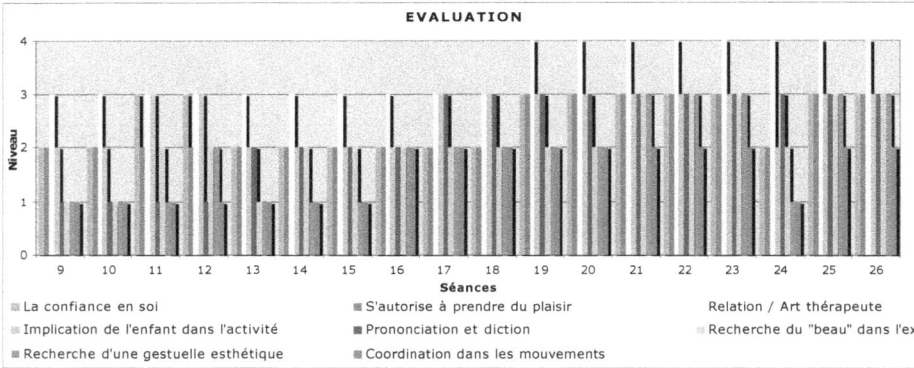

EVALUATION

La confiance en soi   S'autorise à prendre du plaisir   Relation / Art thérapeute
Implication de l'enfant dans l'activité   Prononciation et diction   Recherche du "beau" dans l'exp
Recherche d'une gestuelle esthétique   Coordination dans les mouvements

3-2 Bilan et analyse de la prise en charge

Le bilan et l'analyse de la prise en charge thérapeutique, nous permettent de constater que les objectifs ont été en partie atteints :

Le bilan est assez positif dans l'ensemble. Un des points essentiels me parait être l'évolution du comportement de Lola.

N'oublions pas qu'il était question, au départ[7], qu'elle aille en hôpital de jour durant les vacances scolaires.

On note qu'à partir de la 10ème séance Lola semble de moins en moins perturbée pour ne plus l'être du tout à partir de la 19ème séance. Les différentes manifestations nerveuses (balancements des bras, démangeaisons diverses) tendent à diminuer pour pratiquement disparaître vers la fin de la prise en charge.

Dès la 15ème séance, on constate une capacité d'écoute de la part de Lola de meilleure qualité.

Des efforts au niveau de la concentration, de la volonté et de l'implication personnelle de l'enfant dans les différentes activités proposées sont constatés assez rapidement.

Dans un 1er temps, l'évaluation nous montre, en effet, les difficultés de Lola, notamment dans l'expression vocale, concernant la prononciation et la diction. Dès la 11ème séance on constate une amélioration, plus nette encore à partir de la 17ème séance. Cette évolution, due en partie, à la qualité de son implication personnelle, lui permet, par la suite, d'accéder à une certaine fierté et satisfaction vis-à-vis de son travail.

Résultat, la confiance en soi puis, progressivement, l'affirmation de soi, commencent à s'installer, lui permettant d'accéder avec plus de facilité à la notion de plaisir (d'être ou de faire) sans danger.

Dans un 2ème temps, l'évaluation nous montre les problèmes rencontrés par Lola dans l'expression corporelle. En effet, de la 9ème à la 16ème séance, on constate d'énormes difficultés tant dans la précision et la coordination gestuelle que dans l'orientation et l'utilisation de l'espace. Entre la 17ème et la 26ème séance, on note une légère évolution sauf dans l'utilisation pertinente de l'espace qui n'évoluera plus, malgré les efforts de

---

[7] Se référer au 2ème échange entre l'art thérapeute et la mère SOS de Lola, p 40

l'enfant, de la 9ème à la dernière séance. Au-delà de toutes ses difficultés Lola est dans la recherche d'une gestuelle esthétique dès la 16ème séance.

Durant la prise en charge, un climat serein et sécurisant s'est établit et a permis d'instaurer de très bonnes relations entre l'art thérapeute et la jeune fille.

Conclusion concernant l'évaluation de Lola dans la prise en charge :

Lola commence à (re)découvrir de bonnes sensations corporelles lui donnant accès à la notion de plaisir en lui permettant d'accéder au sentiment de fierté vis-à-vis d'elle-même et de satisfaction par rapport à son travail. Malgré de gros problèmes psychomoteurs, mais de par sa volonté d'y arriver, Lola accède, progressivement, au rétablissement de la confiance en soi et de l'affirmation de soi contribuant à une revalorisation narcissique.

Conclusion concernant l'évolution et l'adaptation des outils de l'art thérapeute :

Peu de temps après le début de la prise en charge, l'art thérapeute, dans son atelier d'art thérapie à dominante chant, associe l'expression corporelle à travers la comédie musicale.
Cela permis un travail plus approfondi sur l'altération de l'image du corps de Lola. En effet, on constate que la danse est une technique artistique complémentaire à celle du chant contribuant à un travail plus pertinent sur la (re)découverte de bonnes sensations corporelles et la prise de conscience du corps réel, permettant à l'enfant d'utiliser de nouveau ou autrement son corps.

Ces conclusions me permettent de valider mon hypothèse qui est :
L'art thérapie à dominante chant, mettant en jeu la voix et le corps, peut être bénéfique auprès d'enfants souffrant d'une altération de l'image du corps et d'une blessure narcissique

3-3 Les limites de l'art thérapeute au sein du village d'enfants

3-3-1 Prise en charge trop courte

→ Les objectifs thérapeutiques posés par l'art thérapeute ne sont pas tous atteints.

La prise en charge aurait mérité d'être poursuivie pour en attester des bénéfices et des répercussions plus importantes sur le comportement de l'enfant et , surtout, pour arriver à stabiliser ces différentes évolutions, notamment, dans sa vie quotidienne.

3-3-2 Aucun échange possible avec l'équipe pluridisciplinaire intervenant à l'extérieur du village d'enfants

Rappelons que, dès le début de la prise en charge, le Directeur, a précisé à l'art thérapeute, qu'il ne pourrait avoir de contacts et d'échanges qu'avec l'équipe pluridisciplinaire du village d'enfants SOS.

L'art thérapeute constate que des échanges ou des réunions avec l'équipe médicale et para médicale suivant l'enfant à l'extérieur des structures du village (pédopsychiatre, orthophoniste, psychomotricien,…) lui aurait permis d'avoir une connaissance plus approfondie des problèmes psychologiques et/ou physiques de cette enfant en relation avec sa problématique : Ces informations recueillies permettant d'orienter et d'adapter sa prise en charge d'une façon plus juste et pertinente

DISCUSSION

COMMENT DISTINGUER UN ATELIER D'EXPRESSION A VISEE
EDUCATIVE D'UN ATELIER D'EXPRESSION A VISEE THERAPEUTIQUE,
AU SEIN D'UN VILLAGE D'ENFANTS SOS, ET, COMMENT LEURS
DIFFERENCES CONJUGUENT LEUR COMPLEMENTARITE

A. ANALYSE COMPARATIVE ENTRE LES DEUX ATELIERS MIS EN PLACE PAR LA STAGIAIRE ART-THERAPEUTE, AU SEIN DU VILLAGE D'ENFANTS SOS DE CHATEAUDUN

Il nous est apparu intéressant de comparer et d'analyser ces deux expériences vécues par la stagiaire art-thérapeute au sein du village d'Enfants SOS de Châteaudun, afin de comprendre les différences et les similitudes entre ces deux ateliers d'expression, en constatant, par ailleurs, leur complémentarité dans le développement et l'épanouissement de l'enfant.

Pour entretenir cette discussion, nous nous appuierons sur la troisième partie du mémoire d'art-thérapie de Sandrine Pelletier (530) intitulé « Un atelier d'art-thérapie, utilisant la chanson, la marionnette et le costume, auprès de jeunes personnes déficients mentales, favorise la communication ». Dans sa discussion elle fait la distinction entre l'acte thérapeutique et l'acte éducatif au sein d'une structure médico-éducative.

1) Présentation et mise en place de l'atelier d'expression à visée éducative et de l'atelier d'expression à visé thérapeutique

1-1   L'atelier d'expression à visée éducative

J'ai effectué mon stage d'observation au village d'enfants SOS de Châteaudun tout en animant (à la demande du directeur), conjointement, un atelier choral avec deux groupes   d'enfants. Suite aux répercussions positives sur le comportement des enfants, l'équipe d'encadrement et l'équipe éducative m'ont proposé de monter un « appel   à projet culturel[8] » auprès de la Fondation de France : projet accepté et financé en 2005.

Cet atelier d'expression à visée éducative prendra en compte douze enfants, âgés de 8 à 12 ans.

1-2 L'atelier d'expression à visée thérapeutique

A la fin de mon stage d'observation j'ai obtenue l'accord du directeur, en concertation avec son équipe pluridisciplinaire, pour revenir faire mon stage pratique d'art-thérapie au sein du village d'enfants SOS. Une réunion a été organisée, un mois avant le début de mon stage pratique, afin de présenter mon projet d'atelier à l'équipe pluridisciplinaire du village d'enfants SOS et désigner ceux qui bénéficieront de séance individuelles d'art-thérapie.

Cet atelier concerne trois jeunes enfants, âgés de 6 à 8 ans.

Ces deux ateliers se dérouleront, en parallèle, sur les différentes périodes des vacances scolaires c'est-à-dire, d'octobre 2005 à fin juin 2006.

---

[8] « Appel à projet culturel » : se référer à l'annexe 4

1.3 Tableau comparatif des expériences présentées

Présentation de l'atelier	Atelier d'expression à visée éducative	Atelier d'expression à visée thérapeutique
Pathologie des enfants	Troubles psychologiques et/ou physiques suite à la maltraitance	Troubles psychologiques et/ou physiques suite à la maltraitance
Objectif de l'atelier	Création d'un spectacle en vue d'une prestation scénique	Restaurer l'image du corps Revalorisation narcissique
Pratique artistique	Le chant	Le chant
Responsable de l'atelier	Etudiante en art thérapie	Etudiante en art thérapie
Prise en charge	Atelier de groupe	Atelier en séances individuelles
Lieu de l'atelier	Salle des adolescents	« petit salon » au 1er étage
Fréquence	2 fois/jour	1 fois/jour
Durée de la séance	1 heure	½ heure
Méthode	Méthode empirique	Méthode spécifique enseignée à la faculté de médecine de Poitiers
Outils spécifiques	Fiches de travail et de réflexion sur les différents chants abordés.	Fiches d'observation. Tableaux et graphiques d'évaluation

2) La présentation des expériences montre des points communs et des différences entre ces deux ateliers d'expression

2-1 <u>Un tableau comparatif permet de visualiser les différences et les similitudes dans ces deux ateliers d'expression</u>

<u>Les différences</u>	<u>Les similitudes</u>
L'objectif de l'atelier et la nature de la prise en charge	La problématique des enfants
Le nombre d'enfants	La technique artistique dominante
La méthode	Le responsable de l'atelier
Les moyens	les différentes périodes d'intervention (durant les vacances scolaires)
La fréquence et la durée de chaque séance	
Le cadre	

2-2   Les similitudes entre les deux ateliers d'expression

Nous en constatons quatre, la première concerne la problématique des enfants participant   aux ateliers. Ils présentent des troubles du comportement, dû aux différents   traumatismes psychologiques et/ou physiques subis, en lient notamment, aux carences éducatives et affectives, suite à la maltraitance. Leurs   difficultés d'expression, de communication et de relation, comme nous l'avons expliqué dans la première partie de ce mémoire, entraîne une altération de l'image du corps et une blessure narcissique.

La deuxième similitude, est la pratique artistique. Dans ces deux ateliers l'activité artistique employée est le chant associant, dans un deuxième temps, un travail sur l'expression corporelle à travers la comédie musicale. Le lien entre ces deux ateliers est l'art.

La troisième étant que l'intervenant est le même pour les deux ateliers concernés c'est-à-dire, la stagiaire art thérapeute.

La quatrième similitude concerne les différentes périodes d'intervention de l'art thérapeute dans les deux ateliers, pendant les vacances scolaires de l'année (Toussaint, Noël, Février et Pâques).

2-3 La différence fondamentale entre les deux ateliers est leur objectif et la nature de la prise en charge

Dans l'atelier d'expression à visée éducative

L'objectif de cet atelier est éducatif et doit s'inscrire dans le volant psycho-éducatif du village d'enfants SOS. Cet atelier d'expression à visée éducative a pour objectif général la réalisation d'un spectacle (prestation prévue à l'espace Malraux de Châteaudun).

En complément de l'activité artistique, seront abordées les notions suivantes :

- Le respect
- L'écoute
- L'esprit de solidarité
- Le partage (par exemple, d'un « plaisir » commun)
- L'acceptation des différences de chacun
-Ll'implication personnelle

Les enfants participant à l'atelier n'ont pas été désignés par l'équipe pluridisciplinaire du village d'enfants SOS de Châteaudun. Le projet de l'atelier a été présenté à l'ensemble des enfants, et s'inscrivaient, ceux qui étaient intéressés. Les seules obligations furent un engagement personnel et une disponibilité de la part de chacun afin de participer à cet atelier dans sa totalité.
Un groupe de douze enfants s'est formé, six filles et six garçons (âgés de 8 à 13 ans).
L'atelier propose une prise en charge collective, répartie en différents groupes : groupe mixte, groupe de filles et groupe de garçons.

Dans l'atelier d'expression à visée thérapeutique

L'objectif est thérapeutique et nécessite l'élaboration d'un protocole de prise en charge
thérapeutique pour chaque enfant concerné, en accord avec l'équipe pluridisciplinaire, l'objectif étant : la restauration de l'image du corps et la revalorisation narcissique.
Dans cet atelier nous sommes dans le domaine du soin et notre objectif est que l'enfant évolue vers un mieux être.

109

La prise en charge est individuelle et concerne trois jeunes enfants (âgés de 6 à 8 ans) qui ont été désignés par l'équipe pluridisciplinaire du village d'enfants SOS de Châteaudun.

3) De cette différence d'objectif et de prise en charge découlent d'autres divergences

3-1 L'intervenant n'a pas les mêmes fonctions dans les deux ateliers

Au sein de l'institution, l'accompagnement de l'enfant est effectué par des intervenants

de compétences diverses, qui visent l'objectif propre à leur spécificité. Néanmoins leur

objectif doit s'inscrire dans le projet individuel de l'enfant accompagné, établi par l'équipe institutionnelle. Cependant le rôle et la fonction de chacun doit rester distinguable et identifiable par la spécificité de son action, au sein de l'institution.

Dans l'atelier d'expression à visée éducative

L'intervenant exploite le potentiel artistique de l'enfant dans une visée artistique et éducative. Même si la stagiaire art-thérapeute n'a pas les compétences professionnelles de l'éducateur, par son action il contribue au développement de la personnalité de l'enfant et de ses capacités artistiques et relationnelles au sein du groupe.

L'action éducative, dans cet atelier d'expression, est dans la recherche du développement de l'enfant à travers les valeurs communes du groupe et de sa bonne intégration au sein du groupe.

L'action artistique est en rapport direct avec l'objectif final de l'atelier, la réalisation d'un spectacle avec une prestation scénique à l'espace Malraux de Châteaudun.

La stagiaire art-thérapeute, de par ses compétences et son vécu artistiques, va permettre à l'enfant d'exploiter son potentiel artistique à travers l'apprentissage des techniques de l'art vocal et par sa mise en pratique dans sa production.

Dans l'atelier d'expression à visée thérapeutique

L'intervenant, de par ses compétences artistiques et sa méthode spécifique, exploite le potentiel artistique de l'enfant dans une visée humanitaire et thérapeutique. Ainsi il anime l'atelier en proposant une activité artistique avec des moyens adaptés aux difficultés de l'enfant.

Il fixe un objectif thérapeutique et des objectifs intermédiaires si nécessaire. Il observe les effets de l'art et les exploite en gérant les informations sur des fiches d'observation et évalue l'évolution de l'enfant par des outils spécifiques pour le suivi thérapeutique.

3-2 La méthode et les outils de l'intervenant sont spécifiques à chaque atelier

L'intervenant adapte sa méthode et ses outils en fonction de l'atelier où il intervient.

Dans l'atelier d'expression à visée éducative

La prise en charge étant collective, l'atelier est élaboré en fonction d'un groupe d'enfants.

L'atelier se décompose en trois interventions distinctes sur chaque journée :

Le matin :
Une heure pour le groupe des filles. Une heure pour le groupe des garçons

L'après midi :
Une heure pour l'ensemble des enfants (groupe mixte)

Les interventions du matin permettent un travail approfondi sur la découverte des différentes sensations corporelles (travail sur la respiration, les articulations et la posture). Un 2ème temps de travail est consacré à l'apprentissage de la technique vocale (placement de la voix, échauffement par une vocalise, justesse et tenue de notes).

Après ces différents exercices et échauffements nous passons à l'apprentissage des chants appropriés à chaque groupe concerné.

L'intervention de l'après midi réunit les deux groupes d'enfants : groupe mixte.
Nous y abordons l'apprentissage et la mise en place des chants collectifs.

L'intervenant utilise une méthode empirique et dispose de fiches où sont notés les différents exercices abordés (préparés à l'avance) ainsi que la répartition des enfants en fonction des différents chants choisis.

Après chaque journée d'intervention, l'intervenant note l'évolution générale du travail abordé ainsi que les difficultés rencontrées, le cas échéant, sur certains chants.

Durant cet atelier, un deuxième domaine est abordé, en parallèle du domaine artistique, l'aspect relationnel qu'implique un travail collectif. La méthode employée est plus dans le domaine de la pédagogie en rapport avec l'éducation. Tout au long de ses interventions, la stagiaire art-thérapeute attache une grande importance aux différentes notions telles que :

- Le respect
- L'écoute des uns des autres
- L'esprit de solidarité au sein du groupe
- Le partage
- L'acceptation des différences de chacun

Dans l'atelier d'expression à visée thérapeutique

Dans cet atelier, la prise en charge est individuelle et permet d'être dans une démarche plus personnalisée en fonction de l'enfant et de sa problématique.

L'intervenant, stagiaire art-thérapeute, utilise une méthode spécifique qui sera adaptée en fonction de la problématique de l'enfant, que nous avons exposée en détails dans la deuxième partie de ce mémoire. Il met en place un protocole de prise en charge qui comporte tous les éléments pour le suivi thérapeutique.

La stagiaire art-thérapeute utilise des outils spécifiques tels que la fiche d'observation pour recueillir les informations durant chaque séance puis, il fait une évaluation rigoureuse, adaptée à l'enfant et à sa problématique, à l'aide de tableaux et graphiques d'évaluation. Ces différents outils d'observation et d'évaluation permettent à l'intervenant de réajuster ou de réadapter la pertinence et l'orientation de sa prise en charge en fonction de l'objectif thérapeutique établi à la base.

3-3 **Le cadre et la nature de la prise en charge, dans les deux ateliers, sont différents**

La plupart des enfants présentant des troubles du comportement sont des enfants en insécurité permanente. Ils recherchent sans cesse les limites et le cadre sécurisant qu'ils n'ont pas trouvés dans leur milieu familial. Par leur comportement et leur attitude, ils nous montrent l'importance pour eux d'être dans un milieu qui leur apporte des repères précis et clairs. C'est dans un cadre contenant et sécurisant que l'enfant va pouvoir apaiser ses tensions et se sentir protégé.

Dans l'atelier d'expression à visée éducative :

La prise en charge est collective. Le temps global de l'atelier est respecté ainsi que la répartition des différents groupes de travail. Les horaires peuvent, éventuellement, être modifiés en fonction de certaines obligations telles que : visites à la famille, rendez vous médical, etc… Dans ce cas l'intervenant réadapte ses horaires afin de faire en sorte que le groupe concerné soit au complet au moment de la séance de travail.

Des règles propres à l'atelier sont établies pour le bon fonctionnement de celui-ci. Le lieu est fixe (la salle des ados) et adapté, de par sa superficie, au nombre d'enfants pris en charge.

Dans l'atelier d'expression à visée thérapeutique

La prise en charge est individuelle et personnalisée en fonction de l'enfant et de sa problématique.

La fréquence, les horaires, les règles et les séquences sont identiques à chaque séance.

Le lieu est toujours le même et permet, à l'enfant, d'avoir un repère fiable et stable contribuant au besoin de sécurité de celui-ci.

La constance favorise un climat serein et sécurisant et offre la possibilité, à l'enfant, de s'exprimer librement et en toute confiance. Le cadre thérapeutique est primordial car ce n'est qu'à partir du moment où l'enfant se sent en sécurité et en confiance qu'il peut arriver à modifier son comportement.

3-4 **Les répercussions auprès de l'équipe pluridisciplinaire ne sont pas du même ordre**

Concernant l'atelier d'expression à visée éducative

La stagiaire art-thérapeute a mis en place, d'une façon assez autonome, cet atelier d'expression à visée éducative et ses objectifs, du fait qu'il ne s'agissait pas d'une prise en charge thérapeutique et, que les enfants s'inscrivaient librement à l'atelier. Néanmoins elle a dû présenter son projet et ses différents objectifs (artistiques et éducatifs) à l'équipe pluridisciplinaire du village d'enfants SOS.

Après chaque période d'intervention, une synthèse fut remise à l'éducatrice référente de l'appel à projet culturel ainsi qu'au directeur, afin de les tenir informés de l'évolution générale de l'atelier d'expression à visée éducative.

Les échanges, concernant cet atelier d'expression à visée éducative, se firent avec l'éducatrice référente et, parfois, certains eurent lieu avec le directeur.

Concernant l'atelier d'expression à visée thérapeutique

Le suivi des prises en charge thérapeutique est exposé lors de réunion avec l'équipe d'encadrement et l'équipe éducative, après chaque période d'intervention de la stagiaire art-thérapeute. De plus, cette dernière leurs remet différents documents relatant son travail :

Un *1er document*, qui retranscrit, dans un ordre chronologique, l'ensemble des bilans effectués à chaque fin de séance et pour chaque enfant (description et analyse précises).

Un *2ème document* où la stagiaire art-thérapeute fait une analyse et une synthèse du premier document à l'aide de ses différents outils d'évaluation (fiches d'observation et tableaux d'évaluation établis pour chaque enfant).

Un *3ème document* où il soumet à l'équipe pluridisciplinaire ses objectifs de travail pour l'intervention suivante.

Les retours des différents membres de l'équipe pluridisciplinaire sont très importants, ils permettent d'avoir des éléments nouveaux pour les séances à venir et de prendre du recul sur les situations difficiles. Ces temps d'échange permettent également de suivre et de voir l'évolution de l'enfant dans sa vie quotidienne, de réfléchir et de trouver ensembles des solutions pour son suivi thérapeutique.

Les échanges et réunions entre l'équipe et la stagiaire art-thérapeute permettent à cette dernière d'adapter au mieux son travail au sein de l'atelier et de fixer ses différents objectifs thérapeutiques pour l'intervention suivante en fonction de la prise en charge de chaque enfant.

3-5 Les résultats obtenus, concernant l'évolution des enfants, se différencient en fonction de l'objectif propre à chaque atelier

Dans l'atelier d'expression à visée éducative

L'acquisition progressive des différentes techniques de l'art vocal va permettre à l'enfant d'évoluer dans l'apprentissage et la qualité de sa production. Elle lui permettra, également, d'accéder à une satisfaction et à une fierté vis-à-vis de son travail, et vis-à-vis des autres enfants. De plus nous constatons que l'action artistique, de part son objectif, instaure un plaisir esthétique, élément qui implique, l'enfant vis-à-vis de lui-même, et vis-à-vis des autres.

Concernant les autres notions abordées dans cet atelier et qui sont en rapport direct avec une bonne intégration sociale et la recherche d'une qualité relationnelle au sein du groupe, nous constatons une évolution : les enfants gagnent en confiance et commencent à accepter les différences de chacun, ce qui permet d'établir des relations plus harmonieuses entre eux.

Dans l'atelier d'expression à visée thérapeutique

Dans cet atelier, tous les éléments mis en place sont précis, mesurables et vérifiables. L'objectivité et la précision de la méthode de la stagiaire art-thérapeute permettent d'atteindre des résultats positifs assez rapidement. En effet on constate, dès la fin de la première période d'intervention, un changement au niveau comportemental chez les enfants pris en charge. Le climat serein et sécurisant de l'atelier a permis, aux enfants, d'accéder à une plus grande confiance en eux, entraînant une meilleure implication personnelle favorisant la revalorisation narcissique (un des objectif thérapeutique de la prise en charge).

La relation privilégiée de l'intervenant avec l'enfant dans un climat de confiance durant la prise en charge individuelle, permet à ce dernier, d'accéder à une détente et à un bien être corporel favorisant l'accès à la notion de *plaisir sans danger*.

Voici un exemple pour illustrer notre propos :

Il s'agit de Lola, 8ans, jeune enfant maltraitée, carencée et ayant subi des violences physiques et verbales. Elle souffre d'hyperactivité, montre d'un comportement assez agressif (envers elle-même et envers les autres), voire même violent.

Cette enfant est suivie à l'hôpital de jour trois fois par semaine.

Après ma première période d'intervention, l'éducateur référent me fait part du fait que

Lola, à présent, est capable de rester calme (assise dans le couloir) en attendant l'heure de sa séance d'art-thérapie. Sa mère SOS me parle, également, d'un fait en rapport avec son changement de comportement et qui s'est passé lors d'une visite chez des amis : cette enfant qui n'a jamais confiance en elle, a voulu montrer ce que l'on faisait ensembles lors de nos séances.

Elle s'est mise à chanter et danser, faisant preuve d'une très grande concentration et d'un gros effort au niveau de l'articulation. Ce qui a le plus étonné sa mère SOS c'est de constater qu'il émanait une certaine sérénité de la part de l'enfant et un sentiment de fierté vis-à-vis d'elle-même et des autres.

Cette expérience en art-thérapie auprès d'enfants présentant des troubles du comportement, au vu des résultats obtenus dans l'atelier, nous montre l'efficacité de la méthode et des outils spécifiques utilisés.

B. L'ANALYSE DE CES DEUX EXPRERIENCES, DEMONTRE QUE L'ACTE EDUCATIF ET L'ACTE THERAPEUTIQUE S'INSCRIVENT CONJOINTEMENT DANS LA PERSPECTIVE DU DEVELOPPEMENT ET DE L'EPANOUISSEMENT DE L'ENFANT

1) Définition des deux concepts: éducatif et thérapeutique

1-1 Définition du concept d'éducation

L'éducation est une action qui vise à développer des facultés particulières à la personne,
soit par l'acquisition de connaissances intellectuelles, physiques, culturelles et morales, soit par l'imprégnation à un contexte. Si dans de le concept d'éducation, il y a l'idée de former, c'est avant tout vers le développement de la personne, à travers les valeurs communes à un groupe humain, tel qu'une société donnée. L'éducation concerne la personne, à la fois au plus près de son unicité pour son épanouissement global, à travers ses possibilités physiques, intellectuelles et affectives, au sein de son environnement. A ce titre l'acte éducatif est un acte social à visée individuelle et sociale.

Si l'éducateur est celui qui s'occupe d'éducation et que son rôle est l'accompagnement de la personne dans cette démarche, en tout premier lieu, l'éducation est l'affaire des parents et de la famille de celui qui sera éduqué. Cependant c'est parce que l'éducation concerne la personne dans sa communauté que la société a un devoir éducatif, et qu'elle déléguera cette action aux professionnels, tels que l'enseignant, le formateur ou l'éducateur. Ses moyens d'action seront soutenus par une méthode : la pédagogie qui désigne à la fois la science de l'éducation et la méthodologie éducative.

On peut attribuer une fonction éducative à de nombreuses activités humaines et c'est à ce titre que l'art, à la fois en tant qu'objet culturel (objet de connaissance) et en tant qu'activité (exercice et analyse de sa sensorialité, apprentissage et exercices de savoir-faire) pourra être utilisé par l'éducateur.

1-2 Définition du concept thérapeutique

Le mot thérapeutique signifie « qui prend soin de ». C'est une spécialité de la médecine qui s'occupe de soigner les malades. Cependant son champ d'application est étendue aux disciplines paramédicales qui, sur indication du médecin, vont exercer une thérapeutique spécifique à un dysfonctionnement humain (par exemple le psychologue, l'orthophoniste, le kinésithérapeute... l'art-thérapeute, soit les disciplines paramédicales). Chacune de ces disciplines est concernée par un champ thérapeutique déterminé et dispose de moyens et d'une méthodologie qui lui sont propre.

Il existe différents types de thérapeutique, certaines disciplines paramédicales, dont l'art-thérapie, qui se situent dans la catégorie symptomatique. Sachant qu'un symptôme, en tant que signe d'un trouble, peut entraîner lui-même, d'autres troubles, car la souffrance, bien qu'elle soit un état, fonctionne souvent dans une dynamique de causalités successives. Or l'art-thérapie ne s'adresse qu'à une certaine catégorie de troubles, conséquents d'une maladie, d'un handicap ou d'un état. Cependant ses effets thérapeutiques n'agiront pas forcément sur la cause du trouble, mais plutôt à ses effets, les symptômes conséquents.

Ainsi les effets thérapeutiques de l'art-thérapie s'adresseront aux troubles de l'expression, de la relation et de la communication qui sont associés à une maladie, un handicap ou un état.

2) L'atelier d'expression à visée thérapeutique s'inscrit dans l'action éducative

2-1 L'atelier d'expression à visée thérapeutique s'inscrit dans le cadre du projet individualisé de l'enfant

La mise en place d'un atelier d'expression à visée thérapeutique est une démarche novatrice pour le village d'enfants SOS. Rappelons qu'il n'y a pas d'équipe médicale à proprement parler, quand il y a nécessité de prise en charge thérapeutique elle se fait à l'extérieur du village d'enfants, grâce aux dispositifs environnant (CMP, CMPP, Hôpital de jour,...).

Le village d'enfants SOS a pour objectif, la prise en charge quotidienne de l'enfant, l'intégration sociale et la préparation à l'autonomie.
Le projet individualisé de chaque enfant s'inscrit dans le volant psycho éducatif du village d'enfants SOS. Il est élaboré par l'équipe pluridisciplinaire, après l'analyse des difficultés et carences de l'enfant. Il permet de déterminer un plan de travail et d'accompagnement, régulièrement réactualisé, au gré des besoins de l'enfant et de son projet.

C'est parce que l'atelier d'expression à visée thérapeutique s'inscrit dans le cadre d'un projet individuel, établi pour chaque enfant par l'équipe institutionnelle, qu'il s'inscrit dans l'action éducative.

2-2 Il y a de l'éducatif dans l'atelier d'expression à visée thérapeutique et l'action éducative peut avoir des effets thérapeutiques
« L'art a naturellement une action éducative auprès de personnes qui lui portent un intérêt et il est très facile de dériver de cette éducation comme aide au bon développement de l'homme vers la thérapie[9] ».

---

[9] FORESTIER Richard, Tout savoir sur l'art-thérapie. Ed Favre. Lausanne, 2000, p 86

L'art thérapeute, de part sa spécificité, a des compétences artistiques, pédagogiques et thérapeutiques.

Définitions : (dictionnaire, le Robert, 2002)

La pédagogie désigne à la fois la science de l'éducation et la méthodologie éducative.

L'éducation est la mise en œuvre des moyens propres à assurer la formation et le développement de l'homme.

Cette précision de définitions nous permet de mieux comprendre pourquoi l'action de la stagiaire art-thérapeute, de par ses différentes compétences et, notamment, pédagogiques, participe à l'action éducative dans la perspective du bon développement et de l'épanouissement de l'enfant. Ainsi, toute pratique artistique nécessite un minimum de savoir-faire qui viendront servir la technique qui permet d'accéder à la réalisation d'une production. Or l'accès aux savoir-faire impose une démarche d'apprentissage et dans un atelier d'expression à visée thérapeutique le cheminement thérapeutique nécessitera, lors de certaines séances, l'usage de moyens pédagogiques pour accéder à ces savoir-faire.

Les apprentissages ne sont évidemment pas l'objectif principal de la démarche thérapeutique, mais leurs nécessités fait que les compétences thérapeutiques de l'art-thérapeute se conjuguent à ses compétences pédagogiques et artistiques qui permettent la transmission de savoir-faire qu'il détient, en tant qu'artiste.

Aussi la nécessité d'apprentissage peut représenter un facteur essentiel permettant de franchir une étape thérapeutique, et pourra être repéré par l'art-thérapeute, comme site d'action. L'accès aux savoir-faire va déterminer la faisabilité de l'expression (l'art vocal et l'expression corporelle) en répondant aux règles de la technique qui viendra servir la qualité de l'expression et renforcer les effets thérapeutiques que la production artistique est susceptible de provoquer (la relation, la communication et la revalorisation narcissique).

L'atelier d'expression à visée thérapeutique présente également des vertus éducatives. Rappelons que les objectifs thérapeutiques de l'art-thérapie sont orientés vers l'expression, la communication et la relation, or, par essence la relation et la communication sont des fonctions de nature sociale, susceptibles de favoriser l'insertion ou l'intégration de celui qui l'exerce dans un groupe. Ces deux fonctions sont soumises à des règles de sociabilité et à ce titre, on peut dire que l'art-thérapeute à une valeur éducative qui légitime sa place au sein d'un établissement tel qu'un village d'enfants SOS.

3) Les effets bénéfiques de l'atelier d'expression à visée éducative Participent au développement et à l'épanouissement de l'enfant

Rappelons que les objectifs de cet atelier d'expression se rapportent à deux domaines spécifiques, l'un étant l'aspect purement artistique avec la réalisation d'une prestation scénique à la fin de la prise en charge, l'autre se rapportant à l'aspect éducatif qu'implique un travail collectif où les notions abordées sont : le respect, l'écoute, le partage, l'esprit de solidarité au sein du groupe et l'acceptation des différences de chacun.

Ces différents objectifs abordés durant la prise en charge ont permis d'améliorer les échanges au sein du groupe contribuant à l'instauration d'une qualité au niveau de la communication et de la relation. De plus, en insistant sur la notion d'acceptation des différences de chacun, certains enfants ont pu augmenter leur confiance en eux et avoir une meilleure implication personnelle dans l'activité artistique, permettant à l'enfant d'accéder au sentiment de fierté vis-à-vis de lui-même et vis-à-vis des autres. L'activité artistique, à proprement parler, permet à l'enfant lors de sa prestation, de montrer une autre image de lui-même, une image positive. Il devient davantage acteur de sa vie et ne se considère plus simplement comme victime (conséquence de sa problématique). Sa réussite dans sa prestation lui permet de se sentir revalorisé vis-à-vis des autres.

En conclusion on peut dire que, ces deux ateliers d'expression, bien qu'avec des objectifs spécifiques à chacun, s'inscrivent conjointement dans la perspective du développement et de l'épanouissement de l'enfant. En effet, si les fonctions de l'intervenant sont spécifiques à chaque atelier, nous constatons néanmoins que : la stagiaire art-thérapeute, avec sa personnalité et son champ de compétences, stimule, lors de ces ateliers d'expression, l'enfant afin de lui donner les moyens de s'exprimer à l'aide de disciplines artistiques. Le cheminement de cette démarche permet à l'enfant de tendre vers une revalorisation narcissique à travers sa production et contribue au développement et à l'épanouissement de l'enfant.

C. EN FONCTION DES DIFFICULTES CONSTATEES CHEZ CERTAINS ENFANTS DANS UN ATELIER EDUCATIF, UN ATELIER D'ART-THERAPIE, AVEC UNE PRISE EN CHARGE INDIVIDUELLE, POURRAIT SE METTRE EN PLACE CONJOINTEMENT ET EN COMPLEMENTAIRITE DE L'ATELIER EDUCATIF
(Hypothèse)

1) Observations et constations, dans l'atelier éducatif, de difficultés chez certains enfants dans les domaines de l'expression, de la communication et de la relation

L'objectif de l'atelier éducatif n'est pas thérapeutique, mais, l'intervenant, de par ses compétences, son champ d'action et son observation, peut être à même de repérer les enfants en grande difficulté au sein du groupe notamment dans les domaines de l'expression, de la communication et de la relation. Dans les villages d'enfants SOS la souffrance de certains enfants se traduit par diverses troubles de l'ordre du psychisme et/ou du physique et semblent profondément ancrées en eux. La souffrance peut se manifestée de différentes façons telle que : l'inhibition, des problèmes psychomoteurs, une altération de l'image du corps, une dévalorisation narcissique, une perte de confiance en soi, un sentiment d'échec…Toutes ces manifestations contribuent à des difficultés dans les domaines de l'expression, de la communication et de la relation au sein du groupe mais également dans la vie quotidienne de l'enfant.

De plus, la prise en charge collective dans l'atelier éducatif, peut contribuer et accentuer les difficultés rencontrées par certains enfants. Le groupe peut donc présenter certains inconvénients et devenir, dans certains cas, source de mal être et de souffrance pour l'enfant.
En effet, par les diverses interactions relationnelles au sein d'un groupe, l'enfant peut être confronté à ses propres difficultés : diminution de l'attention et de la concentration, conflits verbaux ou physiques, accentuation de l'inhibition ou de l'excitation. L'activité de l'art vocal en groupe peut être source d'angoisse car le groupe impressionne, le regard des autres fait peur. Le groupe est alors vécu comme un danger et, chez certains enfants, au lieu de les stimuler, il a un effet inverse celui de les inhiber davantage et d'accentuer leur mal être et leurs troubles du comportement.

2) **Pertinence de la mise en place d'un atelier d'art-thérapie, avec une prise en charge individuelle, conjointement à l'atelier éducatif**

Dans l'atelier éducatif, en fonction de difficultés constatées chez certains enfants, une aide extérieure à l'atelier peut être nécessaire et bénéfique en étant plus personnalisée en fonction des besoins de l'enfant et mieux adaptée à sa problématique. Lors d'échanges et en concertation avec l'ensemble des membres de l'équipe pluridisciplinaire, l'enfant peut être orienté vers une prise en charge individuelle d'art-thérapie, dans le souci de permettre à celui-ci d'accéder vers un mieux être contribuant au bon développement et l'épanouissement de l'enfant.

Contrairement à l'atelier éducatif où la prise en charge est collective, l'atelier d'art-thérapie propose une prise en charge individuelle, dont l'objectif est thérapeutique, qui semble nécessaire et mieux adaptée à certains enfants et aux différentes répercussions qu'engendrent la maltraitance et ses carences éducatives et affectives. En effet, une prise en charge thérapeutique en séance individuelle permet une action ciblée et resserrée autour de difficultés particulières à caractère pathologique, rencontré par l'enfant dans les domaines de l'expression, de la communication et de la relation. Celles-ci le pénalisent dans son développement et son épanouissement et entraîne une souffrance qui est à même de perturber son quotidien et ses échanges au sein du groupe de l'atelier éducatif.

Dans une prise en charge individuelle, la relation duelle avec l'art-thérapeute permet une meilleure qualité d'écoute et une observation fine et pertinente. Un cadre contenant et sécurisant est posé. Il est adapté aux besoins de l'enfant dans l'objectif d'établir une relation de confiance entre l'art-thérapeute et l'enfant.

La prise en charge thérapeutique individuelle a le mérite de concentrer l'action thérapeutique, dans un temps qui sera exclusivement consacré à l'enfant et à ses difficultés, à l'abris des regards, auxquels l'atelier éducatif l'expose. Elle s'organisera graduellement, étapes après étapes, sur un principe de cheminement (cheminement de l'enfant dans l'activité artistique). En effet, un des fondements de l'art-thérapie est d'amener l'enfant à œuvrer lui-même pour sa reconstruction ou sa réparation, en l'engageant dans un processus d'action. Les effets de la mise en œuvre de la pratique du chant associant l'expression corporelle à travers la comédie musicale, dans ce type de prise en charge, conduiront notamment l'art-thérapeute à évaluer la restauration de l'image du corps et l'amélioration des capacités relationnelles de l'enfant, entendues comme une restauration de la confiance en soi participant à la revalorisation narcissique.

L'art-thérapeute, de par ses compétences artistiques et sa méthode spécifique, exploite le potentiel artistique de l'enfant pour l'amener vers une ouverture aux autres et au monde et le conduire vers un mieux être participant au développement et à l'épanouissement de celui ci.

3) La réintégration dans l'atelier éducatif peut permettre de valider les résultats obtenus dans l'atelier d'art-thérapie

Au bout d'un certains nombre de séances individuelles et en fonction de l'évolution de l'enfant dans la prise en charge thérapeutique, l'art-thérapeute, en concertation avec l'enfant puis avec l'équipe pluridisciplinaire, peut proposer une réintégration dans l'atelier éducatif.

N'oublions pas que le travail collectif présente certains avantages dans la perspective du développement et de l'épanouissement de l'enfant. Le groupe, par définition, a un effet socialisant. Il permet d'établir une bonne intégration sociale et la recherche d'une qualité relationnelle au sein de celui-ci. L'art-thérapeute intervenant dans les domaines de l'expression, de la communication et de la relation, l'atelier éducatif, avec sa prise en charge collective, permet d'élargir l'exercice relationnel et communicatif au sein d'un groupe, attestant des effets bénéfiques de la prise en charge thérapeutique

Cette réintégration au sein du groupe participe à l'évaluation de l'art-thérapeute concernant l'évolution de l'enfant dans l'atelier d'art-thérapie, en fonction des objectifs posés lors de l'établissement du protocole thérapeutique de la prise en charge. La réintégration peut se faire progressivement, en continuant, conjointement à l'atelier éducatif, la prise en charge thérapeutique, pour devenir, par la suite, définitive, l'enfant ne présentant plus la nécessité ni le besoin d'une aide extérieure en vue de la qualité de sa réintégration dans l'atelier éducatif.

Une réintégration définitive au sein de l'atelier éducatif, dont la prise en charge est collective, permet de valider les effets thérapeutiques de la prise en charge individuelle dans l'atelier d'art-thérapie mis en place conjointement à l'atelier éducatif, dans la perspective du développement et de l'épanouissement de l'enfant.

4) L'atelier d'art-thérapie et l'atelier éducatif, de par leurs différences, conjuguent leur complémentarité dans la recherche d'un mieux être et d'une meilleure qualité de vie chez l'enfant

Chaque discipline doit s'organiser selon un ordonnancement qui permet à chacune de s'exercer de manière pertinente et complémentaire. Ces deux formes d'accompagnement, parce qu'elles ont chacune leurs spécificités et leurs limites, doivent être pensées dans un souci de continuité que nécessite le projet individuel, et dont l'objectif sera le développement et l'épanouissement de l'enfant.

L'atelier d'art-thérapie ne se suffit pas à lui-même. Pour que son action, dans un village d'enfants SOS, ait une chance d'aboutir, un travail au sein d'une équipe pluridisciplinaire est indispensable. De ces différents échanges et en concertation avec l'ensemble des membres de l'équipe, l'art-thérapeute affine ses objectifs thérapeutiques et sa méthodologie tout au long de la prise en charge, en fonction de la problématique de l'enfant accompagné.

La mise en place d'un atelier d'art-thérapie, conjointement et en complémentarité d'un l'atelier éducatif, permettrait d'élaborer l'accompagnement des enfants en difficultés en trois phases distinctes :

la première phase serait un repérage de l'enfant en difficulté (troubles du comportement importants) dans l'atelier éducatif.

La deuxième phase permettrait à l'équipe pluridisciplinaire, après concertation, d'orienter cet enfant vers l'atelier d'art-thérapie en vue d'une prise en charge individuelle, plus personnalisée et mieux adaptée à sa problématique.

La troisième phase de cet accompagnement serait la réintégration progressive, voir par la suite définitif, de l'enfant dans l'atelier éducatif, validant et attestant des résultats bénéfiques de la prise en charge thérapeutique, sur le changement de comportement de l'enfant et sur la qualité de sa réintégration et de sa relation, au sein du groupe.

Prenons pour exemple, un enfant pour qui le regard des autres est intolérable, la prise en charge individuelle thérapeutique peut être une étape progressive pour l'amener vers plus de confiance en lui et lui permettre, par la suite, de s'intégrer petit à petit au sein du groupe de l'atelier éducatif. L'aspect relationnel du groupe favorisant l'échange verbal, le regard critique, la comparaison à d'autres modèles, peut, en conséquence, permettre à l'enfant de se socialiser au sein d'une communauté et de s'y individualiser en prenant conscience de sa propre personnalité et des différences de chacun, participant au développement et à l'épanouissement de l'enfant.

Afin d'étayer la notion de complémentarité entre l'atelier éducatif et l'atelier d'art-thérapie j'introduirais et je développerais la notion de « chanter à l'unisson » :
Suite à une prise en charge thérapeutique individuelle, ayant permis à l'enfant d'accéder à une plus grande confiance en lui, notamment à travers l'exploitation de son potentiel artistique dans la pratique de l'art vocal, sa réintégration dans l'atelier éducatif, va lui permettre d'accéder à une autre dimension artistique et relationnelle : chanter à l'unisson avec les autres, impliquant une recherche d'homogénéité de l'ensemble des voix. Les enfants doivent « s'accorder » entre eux pour pouvoir chanter à l'unisson, ce qui implique nécessairement l'écoute et l'attention de chacun vis à vis des autres. L'intérêt manifesté dans la production vocale de chacun permet la reconnaissance de l'autre et de ses capacités. Quand la collectivité est bien acceptée

et vécue par l'enfant, le groupe stimule celui-ci et lui donne envie de se dépasser et de réussir sa production, participant à la revalorisation narcissique de l'enfant.

Ainsi, c'est parce que dans le cadre d'un village d'enfants SOS nous nous adressons à un jeune public en développement que l'atelier éducatif et l'atelier d'art-thérapie, de par leurs différences, en s'imbriquant et en se conjuguant pourront avoir un intérêt pour l'enfant accompagné dans le cadre institutionnel. Nous avons vu que la fonction thérapeutique est indiquée pour traiter un problème de nature pathologique (en répercussion à la maltraitance et aux différentes carences) venant entraver le processus de développement ainsi que l'épanouissement de l'enfant.

Aussi si l'action thérapeutique a pour mission d'éliminer ce qui entrave la progression éducative, on en déduira que l'atelier éducatif et l'atelier d'art-thérapie devront s'inscrirent conjointement et en complémentarité dans la perspective du développement et de l'épanouissement de l'enfant.

CONCLUSION

Nous voici au terme de ce mémoire, par lequel nous avons approché les réalités concernant les répercussions de la maltraitance et des carences éducatives et affectives sur le développement et l'épanouissement de l'enfant.

Nous avons pu constater que la maltraitance, sous toutes ses formes, engendre des troubles du comportement et de la personnalité de l'enfant, contribuant notamment, à une altération de l'image du corps participant à une dévalorisation narcissique.

On peut observer dans ce mémoire que la pratique du chant, associant par la suite l'expression corporelle à travers la comédie musicale, permet une découverte ou redécouverte de bonnes sensations corporelles (kinesthésiques), une revalorisation de la personnalité et l'opportunité d'accéder à une restauration narcissique. L'enfant doit prendre conscience que son corps n'est pas uniquement souffrance mais peut être lieu et objet de plaisir sans danger. C'est-à-dire qu'il doit arriver à (re)trouver des sensations agréables (bien être, détente), qui contribuent au rétablissement de la notion de plaisir et d'écoute concernant les besoins du corps.

Cela doit permettre à l'enfant d'exprimer, par son corps, autre chose que la souffrance. A ce moment là, l'enfant ne se distingue plus uniquement par son corps, lieu où se repère bien souvent le traumatisme lié à la maltraitance mais par l'utilisation qu'il en fait et par les sensations de bien être qu'il lui procure.

L'art intervient sur l'image initiale du traumatisme de l'enfant, il permet de le faire vivre autrement et ouvre sur un monde où le plaisir existe sans danger, et dans lequel l'enfant devient créateur et non objet. C'est une des portes qui permettent de se reconstruire une identité.

L'étude de cas développée dans la deuxième partie de ce mémoire permet de constater que l'enfant accompagné, malgré de gros problèmes psychomoteurs, peut accéder petit à petit à la (re)découverte de bonnes sensations corporelles. Elles lui permettent, par ailleurs, une meilleure implication dans l'activité artistique, contribuant au sentiment de fierté vis-à-vis de sa production et vis-à-vis d'elle-même. Ces différentes évolutions ainsi qu'une amélioration de la confiance en soi et de l'affirmation de soi, permettent à l'enfant d'accéder avec plus de facilité à la notion de plaisir, d'être ou de faire, et participe à la revalorisation narcissique.

Les résultats obtenus dans cette étude de cas nous montrent la nécessité et l'importance des outils spécifiques de l'art-thérapeute, qui sont l'observation et l'évaluation. De plus, les différents échanges avec l'équipe pluridisciplinaire du village d'enfants et notamment, avec la mère SOS de l'enfant, tout au long de cette prise en charge, sont indispensables pour la stagiaire art-thérapeute. Cela lui donne la possibilité de réajuster ou de réadapter la pertinence et l'orientation de sa prise en charge, en fonction de l'objectif thérapeutique établi à la base dans le protocole de prise en charge.

C'est ainsi qu' après la première période d'intervention sur le village d'enfants, au vu de la problématique de cette jeune enfant et de la nature de ses troubles du comportement, j'ai jugé pertinent d'associer, par la suite, à l'activité vocale, un travail plus orienté sur l'expression corporelle. La comédie musicale, associant le chant et la danse, semble une activité artistique plus adaptée quant à la recherche d'une prise de conscience réelle du corps contribuant à la restauration de l'image du corps chez cette jeune enfant.

L'art-thérapie a dominante chant, mettant en jeu la voix et le corps, a donc des effets thérapeutiques sur l'altération de l'image du corps de l'enfant maltraité. Elle contribue à une restauration de celle-ci et permet d'accéder à une unité psycho corporelle. L'amélioration de l'image du corps de l'enfant participe à la revalorisation narcissique. L'enfant reprend confiance en lui et apprend enfin à s'aimer comme individu à part entière et, notamment, respectable.

C'est pourquoi, l'art-thérapie, qui semble encore assez mal connue et reconnue au sein des villages d'enfants SOS, pourrait y avoir réellement sa place. Néanmoins, n'oublions pas que les villages d'enfants SOS, depuis leurs créations, ne sont pas à but thérapeutique. Leur objectif est de permettre la non séparation d'une fratrie lorsqu'il y a décision (administrative ou judiciaire) d'un placement. Pourtant, l'art-thérapie, en tant que modalité thérapeutique spécifique mais qui n'a d'intérêt et d'effets bénéfiques pour l'enfant que dans une prise en charge pluri et transdisciplinaire, pourrait être complémentaire au projet individuel de l'enfant établi par l'institution. Par son action et aux constats de ses résultats dans l'étude de cas présentée, elle contribuerait à la prise en charge d'accompagnement de l'enfant, en vue de son intégration sociale et de sa préparation à l'autonomie.

C'est pourquoi, il nous est apparu intéressant et enrichissant de développer, dans la troisième partie de ce mémoire, l'hypothèse de la mise en place d'un atelier d'expression à visée thérapeutique conjointement à la mise en place d'un atelier d'expression à visée éducative dans la perspective du développement et de l'épanouissement de l'enfant.
Pour cela nous nous sommes appuyés sur nos deux expériences au sein du village d'enfant SOS de Châteaudun : D'une part, la mise en place d'un atelier d'expression à visée éducative (à la demande du directeur du village d'enfants SOS) par le biais d'un appel à projet culturel accepté et financé par la fondation de France, et, d'autre part, la mise en place d'un atelier d'expression à visée thérapeutique qui n'est autre que notre stage pratique. L'analyse de ces deux expériences a montré que l'acte éducatif et l'acte thérapeutique, bien qu'avec des objectifs spécifiques à chacun, s'inscrivent conjointement dans la perspective du développement et de l'épanouissement de l'enfant.

Il semble donc pertinent de mettre en place un atelier d'art-thérapie avec une prise en charge individuelle, conjointement à un atelier éducatif, en fonction des difficultés constatées chez certains enfants dans ce dernier. Dans un deuxième temps, la réintégration progressive voire par la suite définitive de l'enfant, dans l'atelier éducatif, permettrait de constater et de valider les effets bénéfiques de la prise en charge thérapeutiques.

Ainsi, c'est parce que dans le cadre d'un village d'enfants SOS nous nous adressons à un jeune public en développement que, l'atelier éducatif et l'atelier d'art-thérapie, de par leurs différences, en s'imbriquant et en se conjuguant pourront avoir un intérêt pour l'enfant en difficulté. Nous avons vu au cours de ce mémoire, que la fonction thérapeutique est indiquée pour traiter un problème de nature pathologique (en répercussion à la maltraitance et ses différentes carences) venant entraver le processus de développement ainsi que de l'épanouissement de l'enfant. Aussi si l'action thérapeutique a pour mission d'éliminer ce qui entrave la progression éducative, on en déduira que l'atelier éducatif et l'atelier d'art-thérapie devront s'inscrirent conjointement et en complémentarité du projet individualisé de l'enfant, établi par l'institution, dans la perspective d'un mieux être pour celui-ci.

BIBLIOGRAPHIE

ABITBOL Jean, *L'odyssée de la voix*. Ed Robert Laffont. Paris, 2005.

ALLARD Claude, *Psychothérapie et l'image du corps chez l'enfant*. Ed Masson. Paris,1990.

BARRAQUE Philippe, *La voix qui guérit (Techniques de guérison par les thérapies vocales)*. Ed Jouvence. Paris, 1999.

BENONY Hervé, *Le développement de l'enfant et ses psychopathologies*. Ed Nathan université.Saint Germain du Puy,1998.

DOLTO Françoise, *l'Image inconsciente du corps*. Ed du Seuil. Paris, 1984.

FORESTIER Richard, *Tout savoir sur l'art- thérapie*. Ed Favre. Lausanne, réédition en Juin 2001.

JOST Jacques, *Equilibre et santé par la musicothérapie*. Ed Albin Michel. Paris, 1990

LEMAY Michel, *J'ai mal à ma mère*. Ed Fleurus psycho-pédagogie. Paris, 1993.

MANCIAUX Michel, GABEL Marceline, GIRODET Dominique, MIGNOT Caroline et ROUYER Michelle, *Enfances en danger*. Ed Fleurus Psychopédagogie. Paris, 1997.

POUCHELLE.A, MILBERGUE.D, BERNARD.H, PERRIERE.M,CAPDEVILLE.P, LEPORTIER.C, DARDEL-DOUTREMEPUICH.B, CAPTIER.M, *L'atelier d'art-thérapie : musique,théâtre, danse, mime, peinture, jonglerie, modelage, art floral*. Publication de L'Université François Rabelais, Tours, 2000.

VIDAILHET Michel, VIDAILHET Colette et MARET Marguerite, *Pédiatrie* Pédopsychiatrie (Nouveaux cahiers de l'infirmière psychopédagogie). Ed Masson. Paris, 1993.

Les cahiers de l'A.F.I.R.E.M : Bibliothèque de l'Hôpital Clocheville à Tours.

FERRARI-ROLAND LAZAROVICI Pierre, *L'enfant malade et son corps :lieux del'enfance*. Lieux de l'enfance, revue pluridisciplinaire de l'enfance et de l'adolescent. Ed Privat, Paris, 1987.

Le journal des professionnels de l'enfance » : Abonnement bimestriel (T .P.M.A)

PREMIERE PARTIE

LA PRATIQUE DE L'ART-THERAPIE A DOMINANTE CHANT, METTANT EN JEU LA VOIX ET LE CORPS, PEUT PERMETTRE AUX ENFANTS AYANT SUBIS DES MALTRAITANCES PSYCHOLOGIQUES ET/OU PHYSIQUES, DE TENDRE VERS UN MIEUX ETRE ET DE SE REVALORISER

DEUXIEME PARTIE

UN ATELIER D'ART- THERAPIE A DOMINANTE CHANT METTANT EN JEU LA VOIX ET LE CORPS SE MET EN PLACE DANS UN VILLAGE D'ENFANTS SOS

TROISIEME PARTIE

COMMENT DISTINGUER UN ATELIER D'EXPRESSION A VISEE
EDUCATIVE D'UN ATELIER D'EXPRESSION A VISEE
THERAPEUTIQUE, AU SEIN D'UN VILLAGE D'ENFANTS SOS, ET,
COMMENT LEURS DIFFERENCES CONJUGUENT LEUR
COMPLEMENTARITE

GLOSSAIRE

Ce glossaire contient des définitions et des abréviations.
Elles sont repérées dans le texte à l'aide de ce signe *.

DEFINITIONS :

Abus : action d'abuser d'une chose, usage mauvais, excessif ou injuste (du latin *abusus*, mauvais usage).

Abuser : user mal, avec excès ; dépasser la mesure ; tromper quelqu'un en abusant de sa crédulité. Abuser d'une femme : la posséder quand elle n'est pas en situation de refuser…..

Déni : mécanisme de défense consistant à nier la réalité. Ainsi, le sujet refuse de reconnaître la réalité d'une perception pour lui traumatisante.

Encoprésie : incontinence des matières fécales chez un enfant de plus de 2 ou 3 ans, qui, normalement, devrait avoir le contrôle des sphincters.

Hyperactivité : c'est un excès de mouvements que l'on repère facilement ; l'enfant se tortille sur sa chaise, court ou grimpe partout. L'hyperactivité se distingue également par des troubles de l'attention : problèmes de concentration, Il a du mal à entreprendre tranquillement des activités, n'écoute pas, perd ses affaires …Bien souvent l'enfant hyperactif parle de façon excessive.

Hypotrophie : croissance insuffisante du corps, d'un organe, qui résulte d'un défaut de nutrition ou de formation.

Inceste : désigne une relation sexuelle entre trop proches parents, et soumise à un interdit.

Narcissisme : ce terme définit l'amour que le sujet se porte à lui-même. En psychologie, on définit le narcissisme comme une fixation affective sur soi même.

Onychophagie : l'acte de se ronger les ongles.

Refoulement : opération par laquelle le sujet cherche à repousser ou a maintenir dans l'inconscient des pensées, des images des souvenirs pénibles.

Sévices : mauvais traitements corporels exercés sur quelqu'un qu'on a sous son autorité, sous sa garde (du latin *saevitia*, violence).

Traumatismes : choc violent et inattendu provocant un bouleversement intense dans la vie psychique de l'individu, le mettant dans l'incapacité d'y répondre de manière adéquate. Il peut déclencher des troubles somatiques et psychiques chez le sujet. Le traumatisme se caractérise par une abondance d'excitations perturbant l'équilibre affectif envahissant le sujet et altérant sa capacité à les maîtriser et à les élaborer.

Troubles spatio temporels : l'enfant ne parvient pas à structurer un ordre séquentiel d'espace pour parvenir à son but. Problème d'acquisition au niveau des notions de haut-bas, dessus-dessous, devant-derrière, dedans-dehors, ou, de distinction entre la gauche et la droite. Problème dans la reproduction des rythmes et l'orientation dans le temps (hier, demain…).

ABREVIATIONS :

AEMO : aide éducative en milieu ouvert.

AFIREM : association française d'information et de recherche sur l'enfant maltraité.

ASE : aide sociale à l'enfance.

CMPP : centres médico psycho-pédagogiques.

CNUD : convention des Nations Unies sur les droits de l'enfant.

COFRADE : conseil français des associations pour les droits de l'enfant.

DAS : direction des affaires sociales.

DASS : direction des affaires sanitaires et sociales.

DPJJ : direction de la protection judiciaire de la jeunesse

IDEF : institut départemental de l'enfant et de la famille

MECS : maisons d'enfants à caractère sociale.

ODAS : Observatoire national de l'action sociale décentralisée.

PF : placement familial.

PJJ : protection judiciaire de la jeunesse.

PMI : service de protection maternelle et infantile.

SOS : « save our souls » (en français :sauvez nos âmes).

UNICEF : United Nations international children emergency fund

(en français FISE : Fonds international de secours à l'enfance).

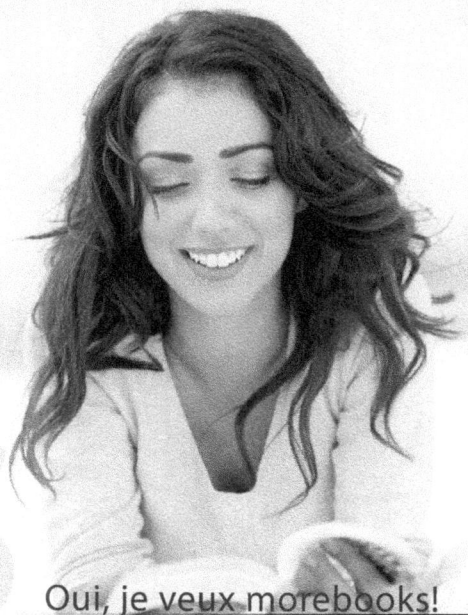